ライフサイエンス選書

全体像がひと晩でわかる！

臨床研究
いろはにほ
もう２歩踏み込む

編著
山崎　力
東京大学臨床研究支援センター センター長・教授

小出大介
東京大学臨床疫学研究システム学 特任准教授

ライフサイエンス出版

序

　わが国の医学研究においては，世界的にも一定の地位を占めている基礎研究に比べ，臨床研究の立ち後れが指摘されていた．しかし，臨床研究の中でも新薬開発に関わる治験においては，GCP省令をはじめとする法整備，CRC，CROといった新たな職種・業態の創設，なにより現場でのたゆまぬ努力が実を結び，信頼性の高い研究が実施されるようになった．

　治験実施ノウハウの蓄積もあり，近年では，より臨床的な疑問に答えるべく医師主導型の臨床研究が数多く実施されるようになった．医師主導型臨床研究は，GCP遵守が義務づけられておらず，規模，費用，監査体制など，数多くの選択肢が試験責任者の判断にゆだねられている．そのため，研究の実施は治験よりも難しいとさえ言われている．

　また，90年代からのEBM普及に伴うエビデンス重視の傾向は，製薬企業のマーケティング戦略にも影響を及ぼし，臨床研究は，本来の目的とは違った面においてもますます重要性が増すこととなった．そのさなかに起きたのが，ディオバン事件である．日本中を騒がせたこの事件により，これまで先人たちが培ってきたわが国の臨床研究への信頼性が失われてしまったとすれば，残念でならない．

　ディオバン事件の再発を防ぐための方策として，臨床研究に対する法規制，教育の充実などが挙げられた．法規制に関してはさまざまな議論があったが，2014年12月「人を対象とする医学系研究に関する倫理指針」が策定され，これまでの疫学・臨床研究に関する二つの指針が統合されることとなり，一定の方向が見えつつある．

一方の教育の問題だが，各施設・機関でさまざまな取り組みが進められているが，質・量ともにバラツキがあるのが現状といえよう。筆者の所属する東京大学でも自治医科大学と協同でe-ラーニングのシステムを構築した（本書補遺参照）。e-ラーニングシステムは，誰もが，いつでも，どこでも学習することができるたいへん期待度の高いシステムである。と同時に，いきなり受講するにはハードルが高く思える初心者に対し，専門的な知識習得のまえに，臨床試験はなにゆえ必要なのか，計画・実施の基本的留意点などの全体像を平易に教える教材の必要性も感じていた。類書を瞥見したところ，臨床研究の実施面から書かれたものと統計学的視点が書かれたものの2種類が存在しているように思えた。そこで，自らの必要性に答えるべく，この二つをバランスよくまとめる教材をと意図したのが，本書執筆に至った次第である。

　本書は，臨床研究をまだイメージできない初心者はもとより，一定の経験をもたれている方に対しては知識の確認と整理ができるよう心がけたつもりである。タイトルにあるように，基本の「いろは」からもう2歩（にほ）踏みこんだ記述もある。本書が臨床研究に携わるすべての方の参考となり，信頼性の高いエビデンスが世界に向けてさらに発信されれば本望である。

山崎　力
小出大介

目次

ある日の会話から ……………………………………………………………………… 2

第1章　臨床研究〜超基本
1-1　臨床研究はなぜ行うのでしょう？ 薬として承認されれば，
　　 あとは医師の裁量で使用経験を積んでいけばよいのでは？ ……………… 8
1-2　臨床試験にはどれくらいの期間と費用がかかりますか？ ………………… 10
1-3　どんな人・組織が関わるのですか？ ………………………………………… 11
　　　column ● GCP　13
1-4　どんな研究がありますか？ …………………………………………………… 13
　　　column ● 交絡因子　15

第2章　臨床試験（介入研究）の実際
2-1　治療に関してわからないことがあった場合，どのように疑問を
　　 整理すればよいですか？ ……………………………………………………… 18
　　　column ● EBM　19
2-2　治療の効果はどのように判定しますか？
　　 たとえば血圧が下がれば効果ありとなりますか？ ………………………… 19
　　　column ● CAST試験　20 ／ *column* ● PROBE法　22
2-3　調べたい病気を持った患者さんには，すべて試験に参加して
　　 もらうようお願いすればよいですか？ ……………………………………… 23
2-4　患者さんを何人集めれば臨床研究ができますか？
　　 多ければ多いほど正確になりますか？ ……………………………………… 25
　　　column ● 副作用を検出するための3の法則　26
2-5　臨床研究にはどんなタイプがありますか？ ………………………………… 26
　　　column ● 後向きコホート研究は前を向いている　29
2-6　どの研究デザインを選ぶのがよいですか？ ………………………………… 30
　　　column ● エビデンスのレベル　31
2-7　くじ引きで治療法を決めればランダム割り付けになりますか？ ………… 32
　　　column ● バイアスについて　34
2-8　臨床試験をまちがいなく行うにはどんなことに注意すれば
　　 よいですか？ …………………………………………………………………… 35
　　　column ● 臨床試験を計画し実施するまでに必ず通らねばならない三つの関所　36
　　　column ●「UMIN臨床試験登録システム」への症例データレポジトリ登録が可能に　37
2-9　これまでの倫理指針が統合されたと聞きました。
　　 何がどう変わったのですか？ ………………………………………………… 38
　　　column ● ディオバン事件　41
　　　Topic ● 食品の臨床試験　42

v

第3章　研究結果をまとめる,解釈する

3-1 データを集積するのはいつですか? ……………………………………44
　　column ● ハザード比　46
3-2 得られたデータは,どのように管理されるのですか? ………………46
　　column ● KYOTO HEART Study (KHS) が論文撤回になったきっかけ　50
3-3 臨床的な疑問 (仮説) が正しいか正しくないかを判断する
　　ポイントはどこですか? ……………………………………………………52
　　column ● メタアナリシスの読み方　54
3-4 薬をのんだら症状が消えました。薬が効いたと考えてよいですか? ………55
　　column ● プラセボ　56
3-5 研究の途中で計画通りに行っているか確かめることはありますか? ………56
3-6 有意差がつかなかった試験は引き分けたと思えばよいですか? ………58
　　column ● 症例を増やして追加検定―是か非か?　59
3-7 論文に出てくる,相対リスク,絶対リスク,NNT,わかりません。………61
　　column ● 臨床試験の説明「相対リスクでなんと40%も減少!」には要注意　62
3-8 「サブグループ解析結果で有意に優れていた!」という話を
　　聞きました。これって,すごいことですか? ……………………………63
　　column ● サブグループ解析と多重検定　64

第4章　論文執筆に挑戦する

4-1 臨床研究結果を公表するときに気をつける点は何ですか? …………66
4-2 臨床研究に関する論文を投稿する場合,受理してもらうための
　　よい方法はありますか? ……………………………………………………69
補遺 最近,臨床研究に関するe-ラーニングシステムがあることを知りました。
　　どのようなものですか? ……………………………………………………74
　　臨床研究についてさらに学びたい人へのお勧め参考書 …………………79

索引 ……………………………………………………………………………………80

資　料

必読! ヘルシンキ宣言 (日本医師会 訳) ……………………………………86
　　　人を対象とする医学系研究に関する倫理指針 ………………………92

全体像がひと晩でわかる！
臨床研究 いろはにほ

臨床研究 いろはにほ

ある日の会話から

[登場人物] **崎山教授**（臨床試験の専門医師）

 新川先生（新人内科医）　　 **数馬先生**（生物統計学者）

（場面1：教授室）

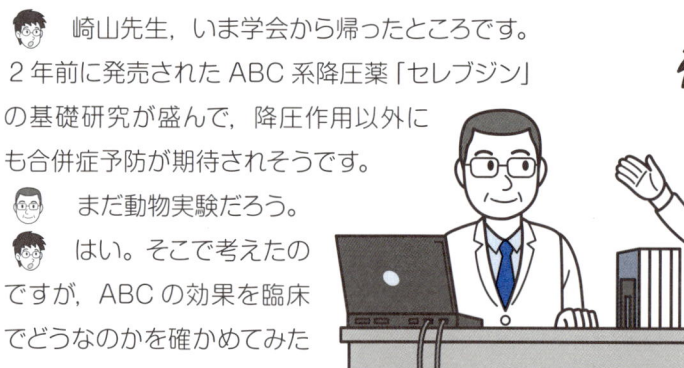

　崎山先生，いま学会から帰ったところです。2年前に発売されたABC系降圧薬「セレブジン」の基礎研究が盛んで，降圧作用以外にも合併症予防が期待されそうです。

　まだ動物実験だろう。

　はい。そこで考えたのですが，ABCの効果を臨床でどうなのかを確かめてみたいと思いまして・・・。早速，ここ2年間のカルテを確認してみました。すると，ABCを飲んだ患者さんで心血管系の合併症を起こした人は1人に対して，それ以外の患者さんでは3人いたのです。これって意味ありですよね。

　君の探究心は多いに結構だが，それだけでABCが他の降圧薬より優れていたとは言えないだろう？　まず，ABCを飲んだ患者さんとそれ以外の患者さんの人数はどうなっていた？　それぞれの平均年齢や高血圧以外の既往については確認したのか？　合併症というが，どんな合併症だったのかね？

　ええと・・・，ABCを飲んでいた患者さんで，65歳の男性ですが脳梗塞を起こして，残念ながら亡くなりました。それ以外の降圧薬を飲んでいた

患者さんですが，1名は心筋梗塞で現在リハビリ中です．あとの2名は一過性脳虚血発作と診断されて経過観察中，狭心症の悪化で入院となっていました．

　ある薬の効果を科学的・臨床的に証明するには，その二つを混じりけなしの比較をしてみることに限る．君が調べたのも比較と言えば比較だが，脳梗塞で亡くなった方は糖尿病を併発しており，重症化に伴ってG医院から転院してきた患者さんじゃなかったかね？　それにABCを飲んでいた患者さんとその他の薬剤を飲んでいた患者さんでは数も違うだろうし，私の印象だが，ABCを飲んでいる患者さんは2剤を併用している方も多いはずだ．すなわち，混じりけなしの比較というわけにはいかないのではないかね？

　数については先生から指摘されると思い，全患者さんから50人ずつカルテを抜き出して比較してみたのです！

　新川君，君がやった行為を意味がないとは言わない．これはこれでそれなりの情報ではある．ご苦労だったね．

　論文，初挑戦できますか？

　残念だが，それではどの雑誌も受け付けてくれないだろう．とくに今は，観察研究なら**STROBE**，より信頼性の高い**RCT**を報告するには**CONSORT**に従わないものは受理されない傾向があるからな．

　コンサートって，まさか？

　コンソート！　臨床試験論文を書くうえでの国際的約束ごとと思えばよい．あとで，鬼塚講師が思いっきり君を指導してくれるだろう．フフフ・・．

　それはそうと，実は，私も日頃，日本人での降圧薬治療の**エビデンス**が必要ではないかと思っており，この度本学附属病院を中心に臨床試験を行うことになったのだよ．新川君にも加わってもらうことにするから，しっかり勉強してほしい．

　はい！

ある日の会話から　3

（場面2：会議室）

これから，ABC試験の概要を説明します。まず，この試験は，ABC系降圧薬「セレブジン」を発売している長寿ケンコー製薬との契約によって・・・

崎山先生！ 製薬企業のお金で試験をするのって，問題じゃないですか？

とても一大学の資金では限界がある。そこで長寿ケンコー製薬に協力してもらうことになったのだが，君が心配する不公平とか癒着とかの誤解をうけぬよう，しっかりした「**業務委託契約**」を結ぶとともに「**COI**」をしっかり管理することにしている。

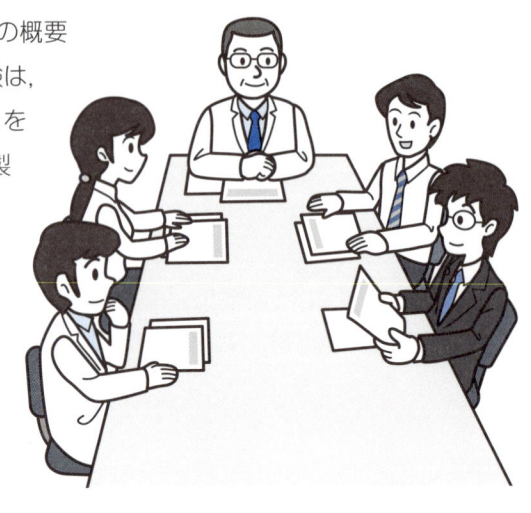

「シーをアイ」ってなんですか？ 何かへんな愛みたいですけど？

これでは会議がすすまんじゃないか。COIとは利益相反のことで，あとでゆっくり説明するが，今日の時点では，研究資金をめぐって不正が行われないようにするための情報開示と思っていてくれればいい。で，そのお金にも関わる問題で試験の規模だが，これについては統計の数馬先生に説明してもらいます。

サンプルサイズは大きいほど**検出力**がアップしますが，その分お金もかかりますので，必要最小限の症例数で行うのがよいでしょう。設定**エンドポイント**の発症率が，ABC群で5%，対照群が10%と予測されるとのことでしたので・・・

サンプル・・・試供品・・・サイズ・・・？？

サンプルサイズとは試験に必要な症例数のことだ。ついでにエンドポイントとは，この試験で評価する項目のことだ。この試験でいちばん評価したいのは何だったかね，新川君。

　高血圧患者の心血管系の合併症です。具体的には，心筋梗塞，狭心症，脳卒中，一過性脳虚血発作などです。

　そうだね。この試験でいちばんの注目点は，種類の違う降圧薬間で，心筋梗塞など患者の生死に関わる合併症の予防効果に差があるかどうかにある。また，評価項目に狭心症などを混ぜると**バイアス**がかかる可能性があるので，私としては心筋梗塞，脳卒中の発症だけで評価してみたいのですが，数馬先生いかがでしょう。

　ハードエンドポイントに限定するのはよいのですが，とくに心筋梗塞の発症率が低いので，それを証明するには，最低でも各群 2,500 例，合計 5,000 例くらいは必要になりそうです。

　予算をオーバーしてしまいますね。それでは患者さんは，心血管疾患の既往を持つハイリスク患者とし，二次予防の効果を比較することにしたいと思います。エンドポイントはソフトを含む複合としましょうか。

　ソフト・・・複合・・・。

　それなら各群 1,000 例程度でできそうです。**ソフトエンドポイント**が入るということですので，評価の客観性を保つための工夫が必要になりますね。また，**モニタリング**も実績のある **CRO** にお願いするほうがよいですね。**SDV** がいい加減じゃ困りますからね。

　○×△・・・。

　新川君，いろいろなキーワードが出てきたけれど，これから少しずつ学習していけばよいので，あせらずついてくるように。

　はい！

略語一覧

略語	英語	日本語
AR	Absolute Risk	絶対リスク
CI	Confidence Interval	信頼区間
COI	Conflict of Interest	利益相反
CONSORT	Consolidated Standards of Reporting Trials	コンソート声明（ランダム化比較試験報のための）
CRA	Clinical Research Associate	臨床開発モニター
CRC	Clinical Research Coordinator	臨床研究コーディネーター
CRF	Case Report Form	症例報告書
CRO	Contract Research Organization	医薬品開発業務受託機関
DMC	Data Monitoring Committee	データモニタリング委員会
EBM	Evidence-Based Medicine	科学的根拠に基づく医療
EDC	Electric Data Capture	（臨床研究データの電子的収集システム）
FAS	Full Analysis Set	最大の解析対象集団
GCP	Good Clinical Practice	医薬品の臨床試験の実施の基準（に関する省令）
HR	Hazard Ratio	ハザード比
IC	Informed Consent	インフォームド・コンセント
ICMJE	International Committee of Medical Journal Editors	医学雑誌編集者国際委員会
IRB	Institutional Review Board	倫理（治験）審査委員会
ITT解析	Intention-to-Treat Analysis	治療意図に基づく解析
NNT	Number Needed to Treat	治療必要例数
PECO (PICO)	Patient, Exposure (intervention), Comparison, Outcome	ペコ（ピコ）
PPB解析	Per Protocol Based Analysis	プロトコールに基づく解析
PRISMA	Preferred Reporting Items for Systematic Reviews and Meta-analyses	プリズマ声明（システマティック・レビュー／メタアナリシス報告のための）
PROBE法	Prospective Randomized Open Blinded-Endpoint	プローブ法
QA	Quality Assurance	品質保証
QC	Quality Control	品質管理
RCT	Randomized Controlled Trial	ランダム化比較試験
RR	Relative Risk	相対リスク
SDV	Source Document Verification	原資料照合
SMO	Site Management Organization	治験施設支援機関
SOP	Standard Operating Procedures	標準業務手順書
STROBE	The Strengthening the Reporting of Observational Studies in Epidemiology	ストローブ声明（観察研究報告のための）

第1章 臨床研究～超基本

1-1 臨床研究はなぜ行うのでしょう？
　　薬として承認されれば，あとは医師の裁量で
　　使用経験を積んでいけばよいのでは？

1-2 臨床試験にはどれくらいの期間と費用がかかりますか？

1-3 どんな人・組織が関わるのですか？

1-4 どんな研究がありますか？

1　臨床研究はなぜ行うのでしょう？ 薬として承認されれば，あとは医師の裁量で使用経験を積んでいけばよいのでは？

　臨床研究とは，医療の質を向上させるためになくてはならない研究で，おもに疾患の診断法・治療法・予防法などの改善を目的に人を対象にして行われる研究のことを言います。臨床研究は，大きく分けて，観察研究と臨床試験（介入研究）があり，臨床試験のうち新薬や医療機器の承認を得るために行う試験を「治験」と言います（図1-1）。

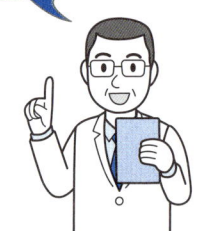

臨床研究は必要不可欠です

図1-1　臨床研究，臨床試験，治験

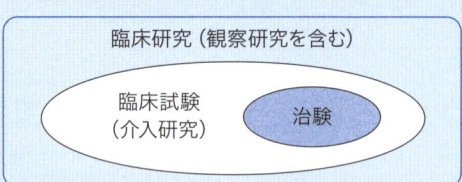

治験：厚労省承認のために行う試験
- **第Ⅰ相試験**（臨床薬理試験）：健常者*に新薬の候補（被験薬）を投与して，安全性を確認する試験。被験薬の薬物動態（吸収や排泄）を調べる。
- **第Ⅱ相試験**（探索的試験）：少数の患者さんで安全性と有効性，次の第Ⅲ相試験で用いる用量を確認する。
- **第Ⅲ相試験**（検証的試験）：より多くの患者さんで，被験薬の有効性と安全性，副作用の有無などを確認する。プラセボ（偽薬）か標準薬との比較対照試験。

〜承認申請〜

[治験の限界]
- 長期効果（真の効果）が不明
- 実際の医療では単一薬剤による治療はほとんどない
- 予防研究は不可能

[「治験」以外の臨床試験]
- より臨床に即した疑問を解明する
- 研究者主導が一般的

*がん研究では患者を対象に行われる。

治験は，倫理的な問題がないかどうかを第三者委員会（治験審査委員会：IRB，一般の臨床試験では「倫理審査委員会」と言う）で厳密に審査してもらい，倫理面と科学面，安全性を第一に行われますが，治験に参加する患者さんの同意のもとに，ある意味で実験的な要素があることは否めません。基礎研究や動物実験から実用化までには10年を超える時間を要します。開発のステップが進めば進むほど，「理論」よりも「証拠」が必要になります。あらゆる臨床研究は証拠を得るために行われていると言ってよいでしょう（図1-2）。

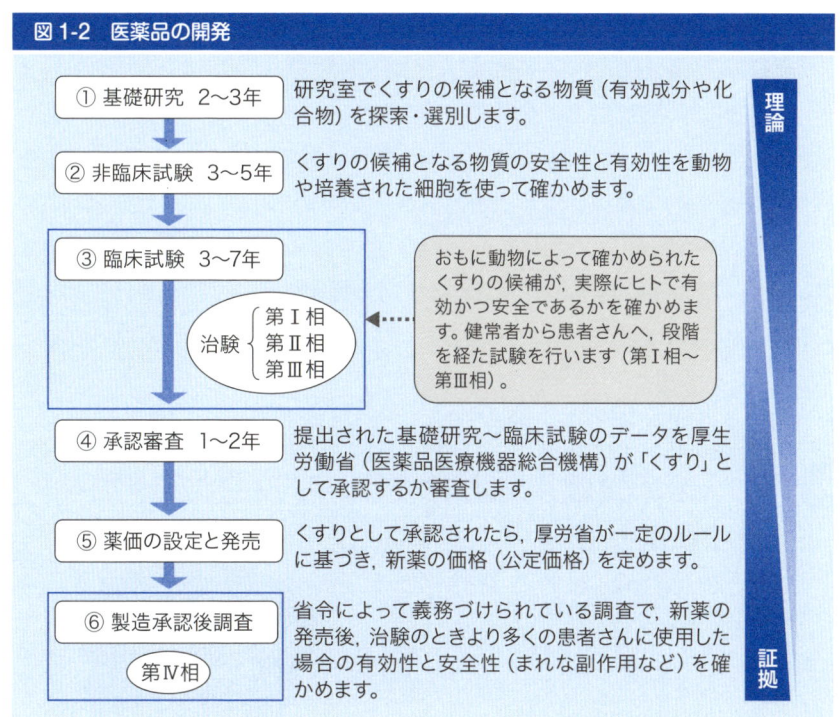

　では，治験を経て承認された薬について，その後多くの臨床試験が行われるのはなぜなのでしょうか。治験（第Ⅲ相）では比較的多くの患者さんで薬の有用性（有効性と安全性）が確認されますが，ほとんどは数百名止まりです。承認後数万人〜数百万人で使用された場合に，予測不能な副作用が観察されることもあります。また治験は，被験薬が承認を得るために，対象の患者さん（病気）を絞り込み，たいへん厳格な規制（GCP：p.13参照）の下に行われる

ため，実際の診療とは異なる部分もあります．特にまれな副作用を検出するには限界があることが指摘されています（図1-3）．

> **図1-3　治験の限界 ―五つの too**
> ・too few：被験者数が少ない
> ・too simple：合併症・併用療法がある患者を除外
> ・too median-aged：小児・妊産婦・高齢者を除外
> ・too narrow：薬物処方の方法を限定
> ・too brief：治療期間，追跡期間が短い
> 　　　　　　　　　（Rogers AS. 1987 より改変）

治験…………創薬
臨床試験……育薬

　治験後の臨床試験の主な目的は，薬や医療機器の「本当の」有効性と安全性を明らかにすることにあります．たとえば降圧薬として承認された薬は，血圧を下げることが証明されて認可されたものです．もちろんその前提には，観察研究（後述）などで血圧の低下と血管系合併症の減少に強い関連性が認められているなどの先行研究結果がありますが，降圧薬として承認された数多くの薬剤のうち，どの（薬効群の）薬剤が心筋梗塞の抑制にすぐれているのかについては，承認後の臨床試験を行ってみなければ「本当のところ」は分からないのです．

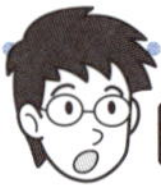

2　臨床試験にはどれくらいの期間と費用がかかりますか？

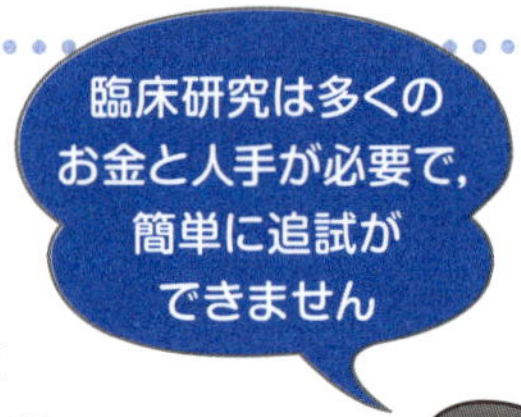

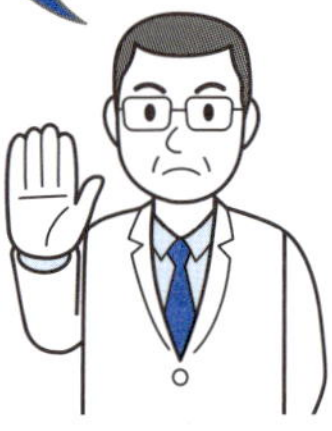

　一概にはいえませんが，新薬の開発試験（治験）では3〜7年と言われており，基礎研究から承認されるまでに10余年，数百億円の費用がかかるとも言われています．治験では，試験の進め方やデータの信頼性確保のために GCP（**医薬品の臨床試験の実施の基準に関する省令**）などを遵守しなければならないため，多くの費用と期間が必要になります．

> 臨床研究は多くのお金と人手が必要で，簡単に追試ができません

　一方，一般的な臨床試験は，GCPの規制対象ではないため，また治験の第Ⅰ〜Ⅲ相といったような連続した試験を組むこともまれであ

るため，費用と期間は治験ほどはかかりません。しかし，治験に比べ試験実施の自由度が高い分，より難しい試験とも言えます。マスコミにも取り上げられた「ディオバン事件」を受けて臨床試験にも一定の規制を設けようという動きがあり，2014年12月「人を対象とする医学系研究に関する倫理指針」が策定されました (p.38, 92 参照)。

臨床試験には多額の資金が必要になります。ではその資金はどこから調達されているのでしょうか。国が出資する試験ももちろんありますが，日本ではまれで，多くは製薬企業がスポンサーとなる場合がほとんどです。治験の多くは，薬を開発している企業がスポンサーとなり，研究の進行にも関与しますが，前述のGCPという規制が働いているため，違反行為は起こりにくいとされています。一般の臨床試験には，製薬企業が計画するものと医師・研究者が計画するもの (医師主導型臨床試験) があります。医師主導型試験でも，費用を製薬企業に頼らざるを得ないものが多く，そういった場合には，「利益相反 (COI: p.39, 67 参照)」の管理が重要となります。

なお，「スポンサー」とは，臨床試験の依頼者もしくは実施責任者 (団体) を意味する場合に使用され，狭義の「資金提供者」とは区別される傾向にあります。

3 どんな人・組織が関わるのですか？

臨床研究は，究極の共同作業といえます。アメリカの医療ドラマを観たことのある人はおわかりでしょうが，そこでは医師だけが偉いのではなく，関係する全員がプロフェッショナルな部分を主張し，実践しています。臨床研究ではとくにそのような協力体制がとれないかぎり質の高い研究は望めません。以下におもなスタッフと関連組織を紹介しましょう。

> 臨床研究は医師以外の多くのスタッフが関わります。チームワークが成否を分けるとも言えます

- **臨床医** (治験責任医師／研究責任者)：試験実施機関において，試験に関わる業務を統括する。対象疾患の専門家である場合が多く，試験結果の臨床的意義や限界を明らかにする役割もある。

第1章　臨床研究〜超基本　11

- **生物統計学者**：臨床医とともに臨床試験のデザインを考案し，必要症例数（サンプルサイズ）の割り出しや結果の統計解析を行う．データ管理を兼ねる場合も多い．
- **IRB**：倫理審査委員会／治験審査委員会．研究の実施に関して，倫理的・科学的に妥当であるかどうかを審議する機関．被験者の人権の保護や安全の保持に最大限留意する．
- **CRA**：臨床開発モニター．臨床研究，治験の企画・運営から終了時まで全般にわたり試験を推進する．CRC が医療施設側に立って働くのに対し，CRA は試験依頼者（治験では製薬企業）側として機能する職種．製薬企業や CRO の社員であることが多い．
- **CRC**：臨床研究コーディネーター．一般に治験コーディネーターとも言われる．多くは薬剤師，看護師，検査技師などで，試験責任医師の支援業務を担当するが，試験参加者への説明から来院管理など，試験実施の中心的役割を果たすといってよい．
- **CRO**：医薬品開発業務受託機関．製薬企業等の試験実施者と契約によって臨床試験の支援を請け負う会社．具体的には，プロジェクト管理，データ管理，品質管理，安全管理などを行う．
- **SMO**：治験施設支援機関．臨床試験を実施する施設と契約し，臨床試験業務を支援する組織で，CRCを派遣したり試験事務局やIRBの運営を補助する．

■ 研究実施体制

　これまでの臨床試験では，製薬企業からの寄付や研究助成といった形で間接的に資金提供がされていました．この関係は一般に見えにくく，不正やねつ造が疑われる一因とも言われています．それらの反省から，今後の臨床試験は，製薬企業と試験実施代表者がしっかりとした契約の下に進めるようになってきました（図 1-4）．

　契約により，製薬企業は試験への助言，費用負担，監査を行うことができるようになります．費用を負担する企業にとって何らかのメリットがあることもたいせつで，たとえば実施した試験のデータベースを使用する権利を持つ，などが考えられますが，試験結果の論文化・事前チェックについては，研究実施者側の独立性を担保することが重要です．

図1-4 研究実施体制の一例

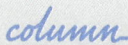

製薬企業の役割および業務
・本研究の実施および運営に関する助言
・研究経費の負担
・監査

本契約に定めるものを除き，名目のいかんを問わず，本研究に関して何らの金銭・物品も負担しないこと

column

GCP

Good Clinical Practice の略称で，わが国では「医薬品の臨床試験の実施の基準に関する省令」(GCP 省令) のことを指します。「被験者の人権の保護，安全の保持及び福祉の向上を図り，治験の科学的質及び成績の信頼性を確保するため」に定められたもので，国際的な臨床試験の実施基準 (ICH-GCP) との整合性もとられています。GCP 省令は，「医薬品医療機器等法 (旧薬事法) に基づく省令で，法的拘束力があります。

 4 どんな研究がありますか？

臨床研究は，大きく分けて観察研究と臨床試験 (介入研究) があります。

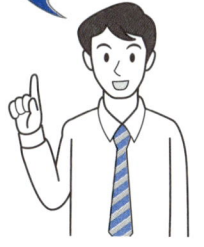

大きく分けると，観察するか，介入するか

■ 観察研究

ある集団の健康状態に関するデータを集積・調査することを観察研究といい，健康診断の結果を数年にわたり追跡して，たとえば高血圧と脳卒中発症に因果関係があるかどうかを調べます。

第1章 臨床研究〜超基本　13

観察研究の代表的なものに「コホート研究」というものがあります。コホートとは，ローマ時代の「軍団」を語源に持つ「(ある一定の因子をもった)集団」の意味です。たとえば，ある地域住民を肥満と非肥満に分けて長期間観察し，糖尿病を発症したかどうかを比較することによって肥満と糖尿病の関連を明らかにしようとする研究等が考えられます（図 1-5）。

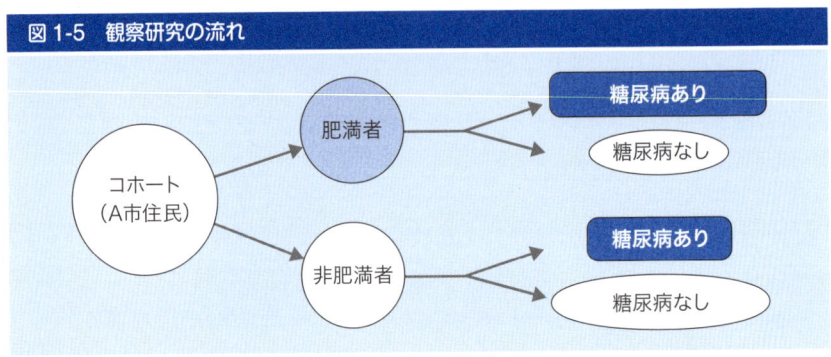

図 1-5　観察研究の流れ

■ 臨床試験

　臨床試験（介入研究）は，一種の治療実験です。通常は対象者をいくつかのグループ（「群」と言います）に分けて，ある治療法を加える「介入群」と加えない「対照群」（プラセボまたは標準治療等）とを比較します。医療行為に介入するため，さまざまな規制や倫理指針によって，患者の安全性が守られています。被験者を各群にランダムに割り付けて行うものをランダム化比較試験（RCT）と言い，臨床試験のなかでいちばん信頼性が高いといわれています（図 1-6）。

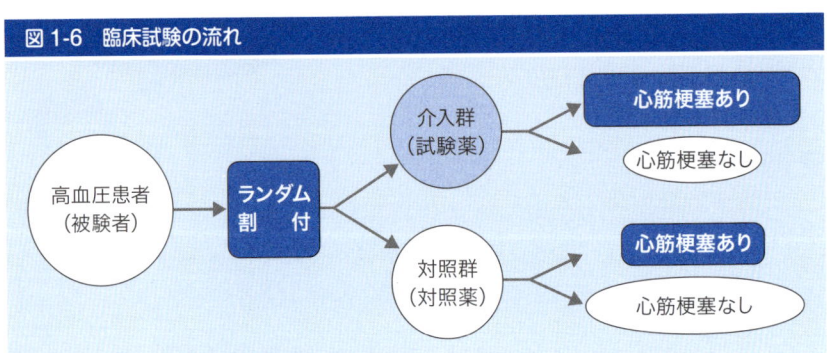

図 1-6　臨床試験の流れ

■ 観察研究から臨床試験へ

　いくつかの観察研究から，ある検査値の高値とある疾患の発症について関連性があると推定された場合，その検査値を低下させること（低下薬の投与）が，その疾患の発症予防につながるかどうかを確かめるために臨床試験が行われる場合があります。たとえば，血圧の高い集団が血圧の低い集団に比べて脳卒中の発症率が高いことが観察研究でわかった場合，降圧薬で（治療に介入して）血圧を下げることが脳卒中の発症を予防するかを臨床試験で確かめるような場合です。治療の効果を証明するためには臨床試験が欠かせません。

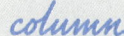

交絡因子（こうらくいんし）

　コレステロールが高い人と低い人でどちらが長生きか。ある観察研究によると，コレステロールが高い人も低い人も死亡が増えていました。その結果の概略は図1-7のようでした。

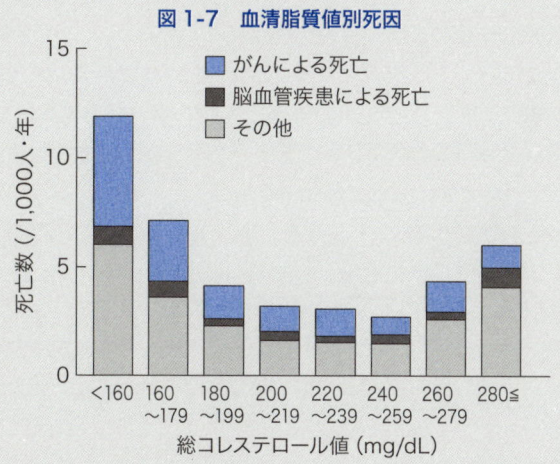

図1-7　血清脂質値別死因

　コレステロールの低い人の内訳を見るとがんで亡くなっている人が多いことがわかります。また脳血管疾患も増えています。この結果を受けて，コレステロールを下げるとがんや脳卒中が増えるという人がいますが，間違いです。それにはコレステロールを下げるとがんになるという因果関係に「交絡因子」がかかわっているからです（図1-8）。

第1章　臨床研究〜超基本　15

図 1-8　交絡因子の考え方

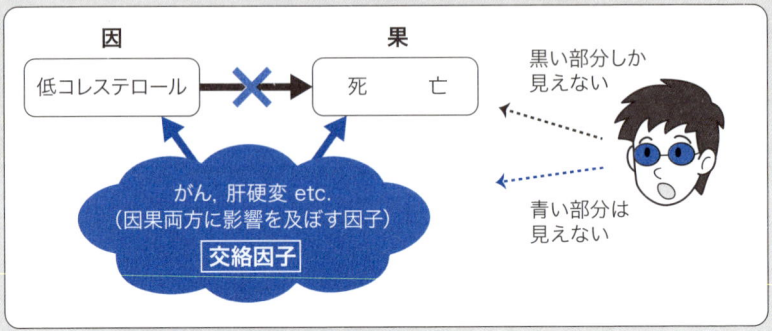

前向きコホート研究（観察研究）では未知の交絡因子を排除できない

ランダム化比較試験（RCT）とコホート研究の結果が一致しないとき，治療効果や予防効果をみるための研究では，RCTの結果を優先するのが妥当

　因・果の両方に影響を及ぼす因子（交絡因子）があるのに，それが見えないために低コレステロールによって死亡するというところだけを見てしまうことがあります。がんや肝硬変で（コレステロールが下がって）死亡する場合もあれば，栄養状態の不良がコレステロール低下や脳出血を引き起こす場合もあるでしょう。このような交絡因子は観察研究で排除することはできません。ランダム化比較試験（RCT），観察研究の両方がある場合，治療効果を見る，因果関係を見る場合には，RCTのほうが優先されるべきです。

　ホルモン補充療法（HRT）に関する観察研究では，HRTにより心筋梗塞が減るという結果がでましたが，それをRCTで確かめたところその効果は否定されました。HRT服用者は健康志向が強くよく運動をしたりする人が多かったのかもしれません（が，そこが不明なのが観察研究を解釈するうえでの限界なのです）。

第2章　臨床試験（介入研究）の実際

2-1 治療に関してわからないことがあった場合,
　　どのように疑問を整理すればよいですか？

2-2 治療の効果はどのように判定しますか？
　　たとえば血圧が下がれば効果ありとなりますか？

2-3 調べたい病気を持った患者さんには,
　　すべて試験に参加してもらうようお願いすれば
　　よいですか？

2-4 患者さんを何人集めれば臨床研究ができますか？
　　多ければ多いほど正確になりますか？

2-5 臨床研究にはどんなタイプがありますか？

2-6 どの研究デザインを選ぶのがよいですか？

2-7 くじ引きで治療法を決めればランダム割り付けに
　　なりますか？

2-8 臨床試験をまちがいなく行うにはどんなことに
　　注意すればよいですか？

2-9 これまでの倫理指針が統合されたと聞きました。
　　何がどう変わったのですか？

1 治療に関してわからないことがあった場合，どのように疑問を整理すればよいですか？

　臨床試験は，多額の費用と多くの人的資源が必要となり，善意で参加してくれる患者さんの健康（より踏み込めば生死）に関わる実験的要素が多分にあるため，安全性，倫理面に十分留意して計画しなければなりません。（薬効のない）プラセボを使用することについて倫理的に問題があるという人がいますが，別の見方をすれば，プラセボ群が負けると分かっているような試験を計画することのほうが倫理的に問題があると言えます。また，疑問（クリニカル・クエスチョン，リサーチ・クエスチョン）が不明瞭な試験を実施することは，資源の無駄使いであるばかりでなく，将来の治療の改善に結びつかない結果を招くことで，やはり倫理的に問題があると言わざるをえません。

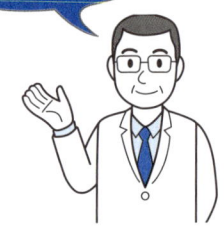

疑問は一度定式化すると試験の組み立てが見えてくる

　臨床試験を計画する場合の最初の一歩として，疑問を整理し（定式化），先行研究を確かめる必要があります。漠然とした疑問を整理するのによい方法があります。EBM（Evidence-based Medicine：根拠に基づく医療）の手法の一つで PECO（ペコ）という疑問の整理方法です。PECO あるいは PICO（ピコ）とは

> **P**atient：どんな患者さんに
> **E**xposure (**I**ntervention)：何をすると（どのような治療をすると）
> **C**omparison：何と比べて
> **O**utcome：どうなるか

という整理法です。たとえば，糖尿病患者さんで血糖コントロールができていながら，治療効果が思わしくないときに，さらに血糖値を下げたほうが合併症を起こさないのではないか，という疑問を持った場合，(P) 糖尿病の患者さん

に，(E)厳格な血糖管理をした場合，(C)厳格でない治療（標準治療）に比べて，(O)心血管疾患や死亡が減少するか，という形に整理すると，文献の検索もしやすくなり，先行研究の有無や結果を参照しやすくなります。

column

EBM

EBMは，1990年代初頭にカナダ・マクマスター大学のGuyatt, Gらにより提唱され，日本にも瞬く間に導入された，治療法を科学的に（根拠のある）選択するための方法，指針です。EBMには具体的なステップがあり，簡単に紹介すると，①疑問の定式化（本文で述べたPECOです）。②情報収集（おもに文献検索のことです）。③情報の批判的吟味（文献を評価することです）。④患者への適応（総合的に判断することです）。情報収集には，文献（最近ではEBMの影響からエビデンスと言われることも）以外にも，専門家の経験知などあらゆる情報があり，また情報がないこともあります。最後の患者さんへの当てはめがいちばん重要になってきますが，EBMというと，一般には文献に基づいて判断することと理解する人が多く，その点で医師の裁量権を侵害するなどといった見当違いな批判を受けやすい面もあります。

2 治療の効果はどのように判定しますか？たとえば血圧が下がれば効果ありとなりますか？

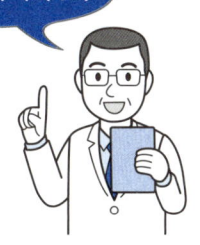

> 試験でいちばん重要なのは一次エンドポイント

臨床試験（比較対照試験）において，両群で比較する治療効果のことをエンドポイント（評価項目ともいう）と言います。一般に治療の結果をアウトカム（治療転帰）と言うことから，アウトカムという言い方がされる場合もありますが，臨床試験では，数あるアウトカムの中から，その研究においてとくに定められた評価項目

第2章　臨床試験（介入研究）の実際　19

に該当した場合に試験終了となるよう計画されているため，エンドポイントと言います。

■ 真のエンドポイント，代用エンドポイント

エンドポイントには，「真のエンドポイント（トゥルーエンドポイントとも言う）」と「代用エンドポイント（サロゲートエンドポイントとも言う）」があります。真のエンドポイントの例としては，死亡や心筋梗塞・脳卒中などの発症があります。これらは，日常診療においても治療の最終目標とする項目です。ただし，これらをエンドポイントとして臨床試験を行うと莫大な時間と労力がかかると言われています。日本のように医療水準の高い国で，あるいはエンドポイントの発症率が低い疾患で，倫理的に問題のない（両方のグループで利益・不利益が未知である＝拮抗しているような）試験を行う場合，試験期間中に両群の差を見出すだけの（発症率の低い，たとえば）死亡例を確認するには膨大な症例が必要となり，試験期間も長期に及ぶことになるためです。

そこで考案されたのが，代用エンドポイントです。不整脈，コレステロール値，骨密度などがあります。この代用エンドポイントは真のエンドポイントと強い正の関連がなければなりません。不整脈は減ったが死亡は増えたというのでは，不整脈を代用エンドポイントにすることはできません。代用エンドポイントを用いた試験は死亡などの真のエンドポイントを見る試験よりも小規模で行えるため，多くの試験が行われて来ましたが，中には試験の結果から，代用エンドポ

---

column

CAST 試験

いくつかの疫学研究から，心筋梗塞後の心室性不整脈が突然死を引き起こすことが示唆されていました。そこで，抗不整脈薬で心室性不整脈を抑えることが突然死を予防できるかどうかを確かめるため，CAST という臨床試験が実施されました。しかし中間解析において，抗不整脈薬群のほうがプラセボ群よりも不整脈による死亡・心停止，さらに全死亡も多いことがわかり，モニタリング委員会の勧告によってその試験は中止となりました（1989 年）。治療薬が逆に死亡を増やしたという点で衝撃をもって受けとめられ，多くの議論が巻き起こりました。

イントして不適切であることが分かることもあり，信頼性の面では，真のエンドポイントを見た試験よりも劣ることになります。

■ 一次エンドポイント，二次エンドポイント

　臨床試験で，複数のエンドポイントを設ける場合，一次エンドポイント（主要評価項目，プライマリエンドポイントとも言う）と二次エンドポイント（副次評価項目，セカンダリエンドポイントとも言う）を事前に明確にしておくことが重要です。一次エンドポイントとは，その臨床試験の目的に基づいた項目であり，一次エンドポイントの結果は「真実に近い」ものです。大小さまざまな臨床試験が行われますが，目的はただ一つ，一次エンドポイントに差があるかどうかを統計的に検証することにあります。一方，二次エンドポイントは，副次的な項目にすぎず，得られた結果についても参考程度にすぎません。せっかく試験を行うのだから，おまけでいくつかの項目についても調べてみようということです。臨床試験においては，一次エンドポイントの比較のみが「検証的」であって，その他のエンドポイントはすべて参考程度，「探索的」なものと考えましょう。二次エンドポイントで興味深い差が出たら，次の試験で一次エンドポイントに設定し直して確かめる必要がある，と理解すべきです。

■ 複合エンドポイント

　また最近では，限られた症例数で差が出やすいように一次エンドポイント（二次エンドポイントの場合もあり）にいくつかの評価項目を設定する「複合エンドポイント」の試験が多く行われるようになりました。一般に評価項目を増やせばイベント発症数も増え，統計的な有意差が出やすくなるため，そのような試験結果の解釈には注意が必要です。たとえば，一次エンドポイントが，脳卒中，心筋梗塞，狭心症・心不全悪化による入院といった複合エンドポイントだった場合，脳卒中や心筋梗塞で差が出なかったにもかかわらず，客観的評価がむずかしい入院という項目で著しい差が出たために，一次エンドポイントで有意差あり，その薬は有効です，という結論が導かれることがあります。

■ ハードエンドポイント，ソフトエンドポイント

　エンドポイントには，死亡や脳卒中，心筋梗塞といった，誰が見ても明らかで，

判定に恣意性の入り込む余地がない「ハードエンドポイント」と疾患の悪化や入院，何らかの医療措置を行うなど，判定に恣意性が入り込みやすい「ソフトエンドポイント」があります。もちろん信頼性の高いのはハードエンドポイントで差を見出した試験であり，とくにPROBE法（下欄参照）という試験デザインを用いた場合，ソフトエンドポイントには医療者の主観が入り込みやすいので注意が必要です。

column

PROBE法

　ランダム化比較試験によって複数の薬剤の比較を行う場合，前述の通り医師も患者さんもどの薬を飲んでいるのかわからなくする二重盲検（二重遮蔽）で行うのが理想です。しかしそれを行うには多くの手間と費用がかかるため，近年多く用いられるようになったのがPROBE（プローブ）法というデザインの試験です。これはProspective Randomized Open Blinded-Endpointの略称で，「前向き」「ランダム化」「オープン」で「エンドポイントはブラインド評価」という方法です。前向き，ランダム化は基本にあります。この試験のいちばんの特徴は，割り付け状況をオープンにする，すなわち医師も患者さんも何を飲んでいるかを知っている状況で試験が進行することです。そして，心筋梗塞などのエンドポイントの判定は，どの群に割り付けられているかを知らない第三者が行うというもので，最後の「第三者」という部分がいわば試験の質を担保することになります。

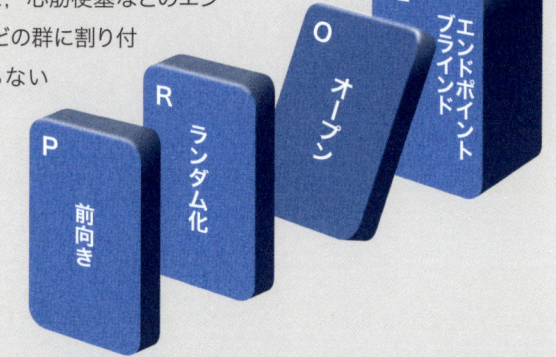

　しかし，そのエンドポイントがハードエンドポイントではなくソフトエンドポイントであった場合はどうでしょう。心不全や狭心症の悪化による入院というソフトなエンドポイントが最近の日本の試験で多く採用されました。死亡や脳卒中のように判定に恣意性の入り込む余地がないエンドポイントと違い，入院の判定は各医師の判断によって行われます。PROBE

法は，割り付け状態を（何を飲んでいるかを）知っている患者が自覚症状等を訴え，同様に割り付けを知っている医師が，エンドポイントに関わる医療措置・入院などの判断を行うことになるため，効果を期待している薬を飲んでいる患者さんには，無意識に肩入れするような判断をしてしまう可能性が残るのです。また患者さんのほうでも，試験の説明の仕方にもよりますが，試験薬の効果を信じて症状を軽く伝えることも起こりえます。すなわちPROBE法は，ある特定の意図をもって行動しない医療従事者のみが参加して初めて成立する試験と言えます。ディオバン関連の試験で当初問題にされたのもこの点でした。

3 調べたい病気を持った患者さんには，すべて試験に参加してもらうようお願いすればよいですか？

試験結果を最終的に当てはめるのは母集団

たとえば，「高血圧を合併する糖尿病患者の血圧を下げると，心血管疾病の発症が予防できるか」という疑問（仮説）を臨床試験で確認したい場合，その研究の対象者は全世界の高血圧合併糖尿病患者であり，究極にはその試験の結果が，全世界の対象患者に当てはまり，疾患の予防に役立つことにあります（疾患により人種差・民族差のあるものを除く）。

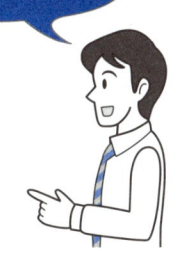

統計用語でその対象患者集団のことを母集団（または目的母集団）と言います。臨床研究では，その母集団から試験に適した一定の患者さんの集団を抽出することになります。その集団を研究標本（サンプル）と言います。研究に組み入れるか否かは厳格に条件が定められていて，どういった人を選ぶか（組み入れ基準），どのような人は組み入れないようにするか（除外基準）が事前に設定されます。たとえば，組み入れ基準は，2型糖尿病の患者さんで血圧が140/90 mmHg以上の高血圧を有する方で，除外基準は，心血管系疾患の既往がある方，85歳以上の超高齢者，などです。

第2章　臨床試験（介入研究）の実際

このようにして選ばれた患者さんをランダムにグループ分け（ランダム割り付け，p.32参照）するのですが，たとえば試験薬投与群とその他の2群に振り分けた場合，片方の群がより重症の高血圧患者が多かったり，一方に男性・高齢者の割合が高かったりということがあれば，結果に偏り（バイアス）が生じる可能性が高くなります。このように各群の患者の年齢，性，重症度，疾患の既往などの「背景因子」が，均等になっていることを「比較可能性」あるいは「内的妥当性」が保たれていると言います（図2-1）。

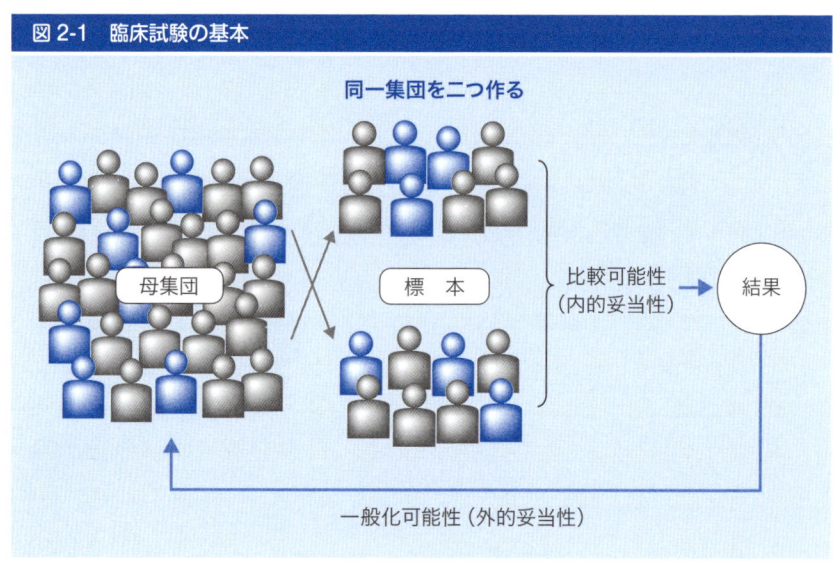

図2-1 臨床試験の基本

組み入れ基準，除外基準を細目にわたり定めることは，臨床試験結果そのものの信頼性を高めることになりますが，一方でその結果によって恩恵を受けるべき患者集団（母集団），すなわち実臨床とかけ離れた集団で試験を行うことにもなりかねず，臨床試験の最大の弱点の一つと言われています。臨床試験の結果をすべての患者さんに当てはめられるかを示す用語として「一般化可能性」もしくは「外的妥当性」があります。外的妥当性を保つことは臨床試験の重要なポイントの一つです。

4 患者さんを何人集めれば臨床研究ができますか？ 多ければ多いほど正確になりますか？

　臨床試験とは，ある疑問（仮説）をもとに，患者さんをグループ分けし，一人一人の治療（介入）前後の医学的な変化を数量化して比較し，仮説が正しいか誤りであったかを確かめるもの（有意差検定）と言えます。そこにはさまざまな統計手法が用いられるため，生物統計学者の関与は欠かせません。

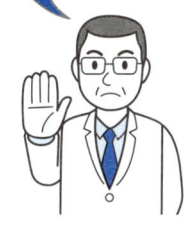

臨床研究は，費用，資源，倫理面から必要最小限の症例で行うべし！

　一般に，エンドポイントに設定した事象（イベントとも言います）の発症率が高い場合は，少ない症例数で有意差の有無を検出することができますが，発症率の低いイベントを設定した場合には，多数の症例を確保しなければならないため，多大な資源と時間を必要とすることになります。この臨床試験における必要症例数のことをサンプルサイズとも言います。

必要症例数の算出シミュレーション（例）

A治療とB治療を比較し，B治療の有効性を証明するのに必要な症例数は…

条件設定その1	条件設定その2
A群のイベント発症率が　1% B群のイベント発症率が　2%	A群のイベント発症率が　10% B群のイベント発症率が　20%

と予想されるとき

（α過誤（偽陽性）5%，β過誤（偽陰性）10%に設定した場合）

必要症例数は，片群 3,111例 両群あわせて 6,222例	必要症例数は，片群 273例 両群あわせて 546例

　最近の試験では，医療の質の全般的な向上もあり，また両群とも標準的な治療の上に上乗せ効果を見るデザインのものが増えてきたこともあって，単独

イベントの発症率が低いことが想定されています。期間，費用など試験の実施可能性の面から，症例数をいたずらに増やすこともできないため，エンドポイントを複合にして差を出しやすく（検出力アップ）する例が多く，その解釈には前述のとおり注意が必要となります。

　症例数を変更することで検出力が変わりますので，エンドポイントの設定と同様に，症例数も事前に設定されていることが重要です。

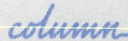

副作用を検出するための3の法則

　臨床試験でエンドポイントの有意差を確かめる場合の症例数に比べて，副作用を検出する場合はより多くの症例数が必要になります。1000人に1人が発症するようなまれな副作用を（95％の確率で）検出する場合にはおよそ3000人の症例が必要になると言われています。発症率1/1000の逆数の3倍ということから「3の法則」と言います。このようなことから，臨床試験でまれな副作用を見つけ出すことは難しいのです。

 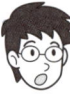 臨床研究にはどんなタイプがありますか？

　臨床研究にはいろいろな種類（研究デザイン）があります。臨床論文をみて，その研究がどんな研究デザインかを見分ける方法を以下に記します（図2-2）。

- ●観察/介入
- ●比較の方法
- ●時間の向き

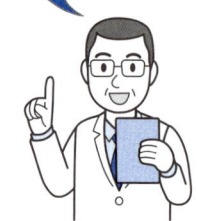

■ 観察研究

　まず，臨床研究は大きく分けて，観察研究と臨床試験（介入研究）に分類されます。ある個人や集団の健康状態や診療記録をありのまま観察して，そのデータを分析するのが観察研究です。日本では福岡県久山町の住人を数十年にわたって観察し，

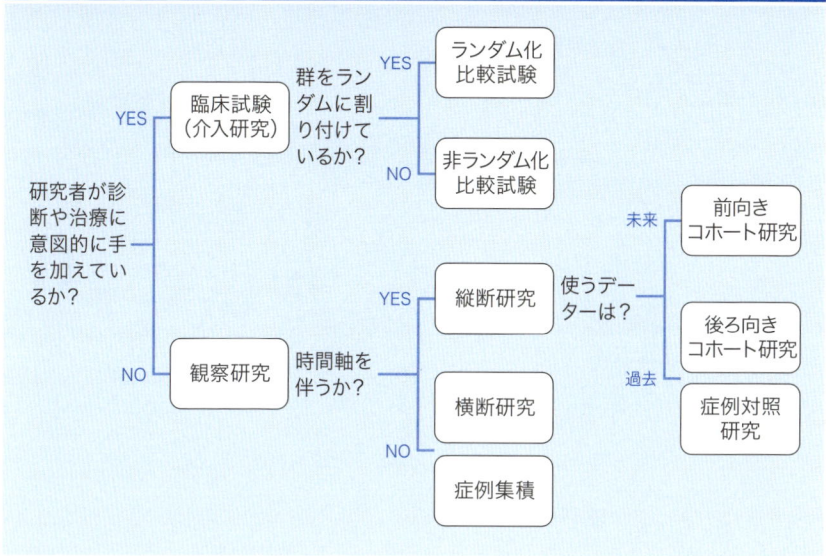

図 2-2　研究デザインの分類

脳卒中と高血圧の関連性を明らかにした久山町研究が世界的に有名です。

　観察研究には，横断型と縦断型があります。横断研究は，横断歩道を通過する車をイメージしてください。ある時点でその横断歩道を通過した車の台数や種類を調べて記述するようなもので，日本のある月のインフルエンザの罹患率などは横断研究になります。

　それに対して縦断研究は，時間の流れが研究に加わってきます。高速道路のA地点を走っていたときの車の台数と次のB地点を走っている時の車の台数や状態を比べるようなもので，研究の出発点が「現在」Bで，将来通過するであろうC地点まで観察していくものを「前向き研究」と言います。一方，B地点の状態が先に通過したA地点（の記録）の中に原因があるかどうかを調べ上げることを「後ろ向き研究」と言います（図 2-3）。

　後ろ向き研究の代表例は症例対照研究（ケースコントロール研究）で，たとえば肺がんの人（ケース）とそうでない人（コントロール）を過去にさかのぼり，喫煙の有無を調べて関連性があるかどうかを研究するものです。前向き研究の代表例は「コホート研究」（p.14 参照）があります。通常，「コホート研究」と言う場合は「前向きコホート研究」のことを指します。

第 2 章　臨床試験（介入研究）の実際　　27

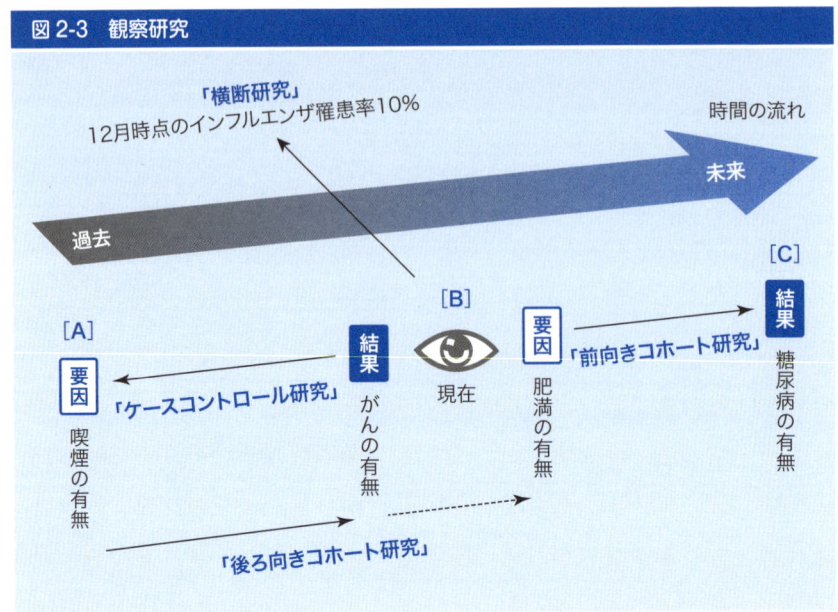

図2-3 観察研究

■ 臨床試験

　一方，臨床試験（介入研究）は，たとえば検証したい薬や治療法を意図的に治療に取込み（介入し），介入しないグループ（対照群）と有効性や安全性を比較する研究を言います。

　臨床試験（介入研究）は，大きく分けてランダム化比較試験（RCT）と非ランダム化比較試験に分類されます。RCTは，EBMにおける「根拠（エビデンス）」としてシステマティック・レビュー，メタアナリシスとともに信頼性（エビデンスレベル）が高いとされています（p.31参照）。ランダム化によって比較可能性（前述）が保たれることが，信頼性の高さの裏づけであるため，きちんとランダムに割り付けられていない試験（非ランダム化試験）は，作為性・恣意性が入り込みやすく，研究結果にバイアスをもたらすおそれが高いため，信頼性はより低くなります。

column

後ろ向きコホート研究は前を向いている

　コホート研究には，前向きコホート研究と後ろ向きコホート研究があります。通常は，疑問が発生した「現在」から研究を開始して時間に沿って観察を続け，将来のある時期に結果（アウトカム）を調べます（前向きコホート研究）。

　一方，後ろ向きコホート研究では，名前が後ろ向きなので研究の方向が後ろ向き（過去にさかのぼっていく）と思っている方もいるようですが，これはあくまでも「起点」が過去であり，そこから事後的に時間の流れに沿って現在までを観察し，因果関係を調べていくものです。既存のコホート（研究）を利用する場合が多いため既存コホート研究または歴史的コホート研究とも言われています。現時点で，ある薬に特徴的な副作用の可能性が考えられた場合，過去の研究の中からその薬の服用集団と非服用集団を選び出し，これまでの副作用の有無を調べるようなことが考えられます。

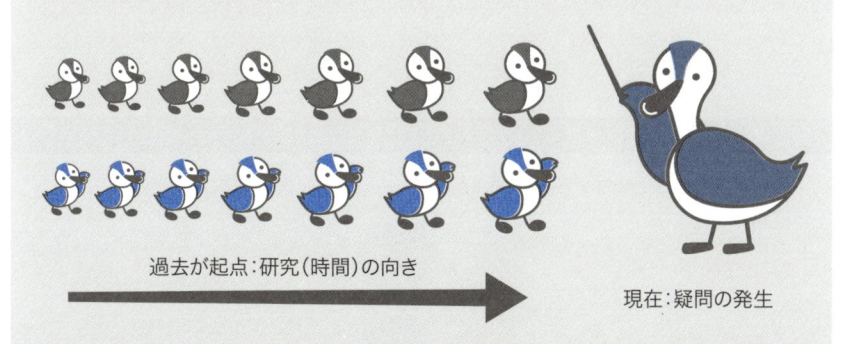

過去が起点：研究（時間）の向き　　　　現在：疑問の発生

　症例対照（ケースコントロール）研究が，現在の「結果（疾病の有無など）」から過去の「要因（食事や生活習慣など）」にさかのぼる，完全な後ろ向き研究であるのに対して，後ろ向きコホート研究は，過去（後ろ）が起点になってはいるものの，時間の流れに沿った要因→結果を見ていく研究のため「後ろ向き」という名称はふさわしくないとの意見もあります。

　また，症例対照研究では，疾病の頻度を比較できないことから，オッズ比が用いられますが，（後ろ向き）コホート研究では，疾病頻度（リスク）を比較できることから相対リスクを出すことができます（p.53参照）。

6 どの研究デザインを選ぶのがよいですか？

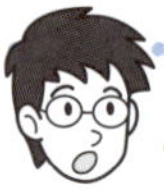

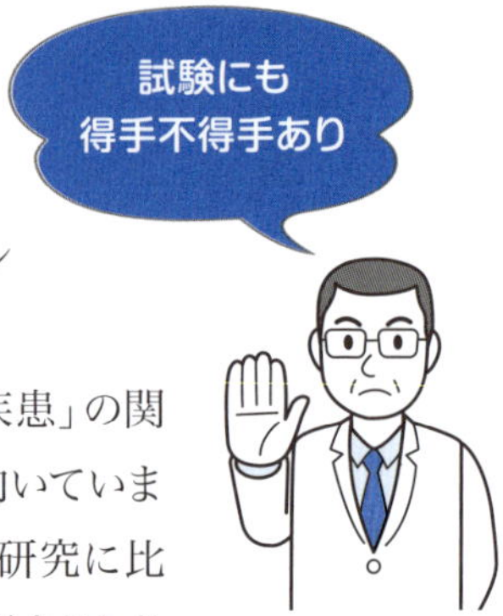

臨床研究のタイプ（研究デザイン）には，それぞれ長所と短所があります。疑問（リサーチ・クエスチョン）や期待される結果に応じてデザインを選択します（図2-4）。

> 試験にも得手不得手あり

肥満や高血圧などの「要因」と（心血管系の）「疾患」の関係性を調べるのには観察研究（コホート研究）が向いています。一方，ランダム化比較試験（RCT）は，観察研究に比べてより厳密に比較ができるため，薬の効果を証明するときなどに威力を発揮します。一般に，RCTのほうが観察研究に比べてエビデンスレベル（信頼性）が高いと言われていますが，RCTでは，厳密な比較に重

図2-4　臨床研究のタイプ

疑問の種類		最適な試験デザイン
血液検査による前立腺がんの確定診断率はどれくらいか？	診断	横断研究
日本の東北地方と沖縄県で高血圧になっている人の割合はどちらが高いか？	有病率	横断研究
喫煙者は非喫煙者に比べて何倍肺がんになりやすいか？	危険率	コホート研究，症例対照研究
肥満と高血圧の両方がある人とどちらもない人でどちらが長生きするか？	予後	コホート研究
A薬とB薬でどちらが糖尿病患者の血糖値をより下げるか？	治療	ランダム化比較試験
標準治療に比べて，A薬を早めに使用することでβ病の発症を抑制できるか？	予防	ランダム化比較試験

点が置かれるため，実際の臨床との違いが出てくる場合もあります。また，観察研究に比べて短期間，限られた人数で試験を行うため，まれな副作用などの検出には向いていません。より実際の臨床に近い条件で治療法の安全性をみるには，コホート研究の結果を参考にするのがよいでしょう。

column

エビデンスのレベル

EBM（p.18 参照）の手順の中で，文献を集めて吟味し，目の前の患者さんに当てはめるというステップがありますが，文献＝臨床試験の結果をエビデンス（科学的根拠）と言う人が多くなりました。実は，診療に際して参考にすべきエビデンスには通常ⅠからⅥまでのレベルづけ（信頼性の強さ）があり，一般には図2-5 のようにランクづけられています。

図2-5 エビデンスレベルのランク

エビデンスレベル	分類
Ⅰ	システマティック・レビュー，ランダム化比較試験のメタアナリシス
Ⅱ	ランダム化比較試験（RCT）
Ⅲ	非ランダム化比較試験。
Ⅳ	疫学研究（コホート研究／症例対照研究など）
Ⅴ	記述研究（症例報告など）
Ⅵ	専門家の意見

このなかでシステマティック・レビューとは，過去の文献を事前に設定した基準に従って網羅的に集め，系統的に吟味・評価する方法のことで，通常は論文形式で報告されます。メタアナリシスは，狭義にはシステマティック・レビューの一部に位置づけられ，集められた臨床研究の結果を統合し，統計的に解析する手法のことですが，一般的には文献を集めて内容を吟味した結果という意味で両者とも同じように使われています。このメタアナリシスにも弱点がないわけではありません。集めた文献の中に信頼性の低い試験が混ざっていたり，研究者やスポンサーに都合の悪い研究結果が公表されず解析対象から漏れてしまっていることもあり（出版バイアス），結果を歪めかねません。出版バイアスを見分けるには，サンプルサイズと治療効果の大きさを縦軸，横軸にとって集めた試験結果をプロットする方法（ファンネルプロット）があり，プロットした点が左右対称であれば出版バイアスがないことを意味します。メタアナリシスの読み方は p.54 参照。

7 くじ引きで治療法を決めればランダム割り付けになりますか？

ランダム化比較試験は，無作為化比較試験とも言われています。ランダム化（またはランダム割り付け）は，かつてはくじ引きや乱数表を用いて「無作為」に割り当てられましたが，現在では無作為かつ各グループの患者背景が均等になるように（比較可能性：p.24 参照）コンピュータを用いて割り付けが行われるため，「ランダム化」という用語を使うようになりました。

> 信頼性の源はランダム割り付け

「ランダム化」の意味の範囲を超えていますが，通常ランダム化比較試験は，「二重盲検並行群間比較対照試験」であることが基本です。まず，二重盲検（二重遮蔽とも言います）とは，試験で行われる治療法（薬剤）について，患者さんも医師もその内容について知らされないということです。治療内容を知ってしまうことで，さまざまなバイアスが入り込む余地が出てくるため，試験の質を高めるためには二重盲検にすることがたいせつです。二重盲検試験では，二つ以上の群が同時並行に進行し対照群と比較されます。

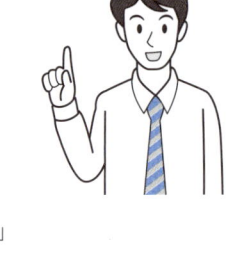

一方，最初から使用する薬剤を医師・患者さんとも知らされる臨床試験もあり，オープン（ラベル）試験と言います。オープン試験の代表は PROBE 法（p.22 参照）があります。

ランダム化比較試験は，二つ以上のグループ（群）に患者さんを割り付け，それを「同時に」比較します。これを並行比較といいます。新しい治療法（の候補：試験薬など）と比較するほうのグループを「対照群（コントロール群）」と言い，プラセボ投与や，標準治療を行う群で，新しい治療法の真の力を確かめるために必要です（p.55 参照）。

ランダム化比較試験のいちばん重要なポイントは，きちんとランダム化されたか，そのランダム化の方法がきちんと隠されているか（くじ引きであれば，くじの中味が事前に見えないようになっているか）にあります。

■ランダム化の方法

　いちばんシンプルなランダム割り付けは，サイコロを振って（たとえば偶数と奇数で二つのグループに）分ける方法で，その名の通り単純ランダム化法です。その場合，いちばん気をつけなければならないことは，100回サイコロを振って約半々とはいかず，40対60になってしまう可能性が（統計的には5％程度）あり得るということです。比較試験では，両群が同じ数で解析するのが，いちばん症例数も少なくてすむし，その疑問の真偽を明らかにする力（検出力）が高くなります。この数的バランスが崩れる場合は，症例数が少ない時に考慮すべき点で，症例数が多くなればこの問題は解消します。

　もう一つのランダム化の方法は，「最小化法」と言って，多くの臨床試験で採用されている方法です。この方法の目的は，ランダムに割り振ってはみたものの，A群は男性がほとんど，B群は女性が多め，といった群間の偏りをなくすことです。概略を示すと，図2-6のように，調整しておきたい背景因子を書き出し，

図2-6　最小化法の例（20例まで割り付けが済んでいる例）

（21例めが，67歳，男性，高血圧あり，糖尿病なし，心血管既往なしの場合）

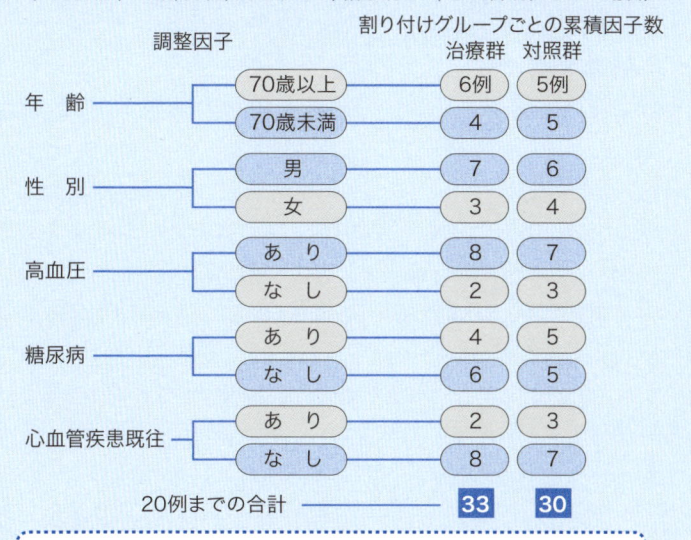

調整因子		割り付けグループごとの累積因子数	
		治療群	対照群
年　齢	70歳以上	6例	5例
	70歳未満	4	5
性　別	男	7	6
	女	3	4
高血圧	あり	8	7
	なし	2	3
糖尿病	あり	4	5
	なし	6	5
心血管疾患既往	あり	2	3
	なし	8	7
20例までの合計		**33**	**30**

21例めの調整因子（70歳未満，男性・・・）に該当するほう（図中色アミ）の累積因子数をひろいあげ，各群ごとに合計する。例では，治療群33，対照群30であるため，21例めは数の少ない対照群に割り付けられる

第2章　臨床試験（介入研究）の実際　33

A群とB群に割り振られた人のそれぞれの調整因子ごとの数を記載（計数）していきます。

図は，20例めまでを割り付けた場合の例を示しています。21例めの患者さんが「67歳，男性，高血圧あり，糖尿病なし，心血管疾患既往なし」の場合，この患者さんに関係する調整因子の累積数をそれぞれの群で足し算をしてみて（図では33対30）その合計数字が小さいほうの群に次の患者を組み入れるという方法です。この方法をとることにより，上にあげた背景因子についてはバランスよく割り付けられることになります（選択バイアスの回避）。

ただし，この方法では，患者さんの背景因子とそのときの割り付け状況によってどちらの群になるかが決まってしまうため，厳密な意味でランダム割り付けではないという指摘もあります。そこで，実際にはコンピュータによって自動的に割り振られるのですが，（調整因子の合計数の差に応じて，たとえば差が10以上あれば7対3で割り付けるというような）確率的なプログラミングを利用してランダムなロジックを組み込むようにしています。

column

バイアスについて

研究を実施して，たとえばある薬が心筋梗塞になるリスクを5％減らすという結果になったとします。次に同じ研究を再度実施した場合，今度は10％減少するかもしれませんし，逆にリスクを5％増加させるかもしれません。このように同じ臨床研究を繰り返しても結果はばらつきます。真の結果は神のみぞ知るというところですが，試験結果は通常はこの真の結果からずれます。これが誤差で，誤差には統計的にランダムに生じてしまう「偶然誤差」と，結果を偏らせる作用が働く「系統誤差」があります。前者の偶然誤差は対象を増やすと一般に小さくなり，さらに無限大にすると0になりますが，後者の系統誤差は研究のやり方がよくないことなどから発生してしまうので，特にバイアス（偏り）と呼ばれます。

このバイアスには大きく分けて「選択バイアス」と「情報バイアス」の2種類があります。選択バイアスは，たとえば新薬がおもに重症者に投与され，対照薬は軽症者に投与されたとすると，重症者のほうが当然病気は悪化しやすく治りにくいため，新薬のほうに不利な結果が出やすくなります。これでは，公正な評価ができません。

一方，情報バイアスは，たとえば各群のあいだで検査機器や検査頻度が違っていると，精度の高い検査機器や検査頻度が多い方が病気を見つけやすくなるため，結果が異なってしまうことがあります。情報バイアスは情報取得時のバイアスと考えるとわかりやすいでしょう。なお症例対照研究で，過去にさかのぼって薬の使用歴などを聞くと，対照群よりも症例群（病気を起こした群）のほうがいろいろ思い出しやすいと言われています。これはリコールバイアス（想起バイアス）と呼ばれ，情報バイアスの一種です。

8　臨床試験をまちがいなく行うにはどんなことに注意すればよいですか？

　臨床試験（治験を含む）は，「試験」である以上，通常の診療とは多少なりとも違ったことが行われます。そのため，患者さんの安全を第一に優先しなければなりません。患者さんが不利益を被ることのないよう，二重三重の規制が設けられています。いちばん基本的なものは，**ヘルシンキ宣言**の絶対遵守です。2013年版ヘルシンキ宣言には「8. 医学研究の主な目的は新たな知識を得ることであるが，この目標は個々の被験者の権利及び利益に優先することがあってはならない。」とあります（p.87参照）。将来のより多くの患者を救うためであっても現在の患者さんの利益を優先させるべきであると明確に記されています。

　新薬開発のための「治験」においては「**医薬品の臨床試験の実施の基準に関する省令**（GCP）」が定められています。GCPは医薬品医療機器等法（旧薬事法）に基づく省令で法的拘束力があります。

　では，このような倫理規定に守られた患者さんは，試験に参加するメリットがあるのでしょうか。試験を行う側にとって常に思い描いておかなければならないことは，「臨床試験に参加する患者さんに直接のメリットはない」ということ

（吹き出し）倫理的配慮がなければ何一つ行ってはならない

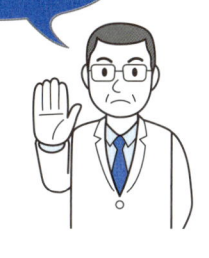

です．明確なデメリットは排除したとしても，メリットを前提に臨床試験を行ってはいけないし，メリットを強調した説明を行うことも厳禁です．そのような前提の上でなお行ってよい臨床試験とは下記の点を満たしていることです．

> **臨床試験実施の原則**
> ・検証すべき明確な仮説があること
> ・現在明らかになっている最善の治療を保証すること
> ・2群比較であれば，そのどちらの治療法がよいかは不明であること
> ・その試験結果が未来の患者の幸福に貢献すること

以上から，「プラセボに当たってはかわいそうだ」という発想のほうがいかに倫理的に問題があるかがわかると思います．

column

臨床試験を計画し実施するまでに必ず通らなければならない三つの関所

臨床試験を計画した場合には，研究計画書（プロトコールとも言います）が作成され，試験の実施前に必ず「施設内倫理（または治験）審査委員会（IRB）」で，その試験実施の可否について，おもに倫理面や安全性の面から審査されます．IRBは，試験計画者・実施者から独立した第三者委員会で，試験参加者の権利や安全性が守られているか，ヘルシンキ宣言をはじめ関連の法令・指針等を遵守しているかなどを審査します．

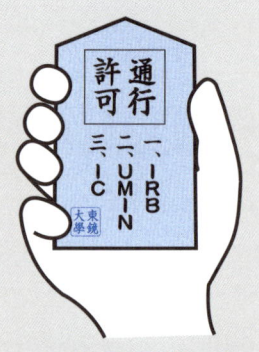

～この通行手形がないと，論文掲載もままならず！

IRBの承認を経て，いよいよ試験実施となった場合，その前に臨床試験を登録しなければなりません．ヘルシンキ宣言では，「35. 人間を対象とするすべての研究は，最初の被験者を募集する前に一般的にアクセス可能なデータベースに登録されなければならない．」（p.91参照）としており，国際的な雑誌投稿ルール（p.66参照）においても，臨床試験の登録を，出版を考慮する条件としています．日本では「UMIN臨床試験登録システム（UMIN-CTR）」などが国際的に認定されています．

いよいよ試験が実施され，試験参加者のリクルートが行われます。そこでいちばんたいせつなことは，試験の目的や意義，不利益の可能性や謝金等の十分な説明を経た上での患者さんの同意，「インフォームド・コンセント (IC)」を受けることです。臨床試験という，通常の医療行為と違う一種の実験を行うことが許される基本中の基本となるのがこの IC で，現在では文書による取得が基本となっています。

　この三つの関門をくぐり抜けた証明がない臨床試験論文を掲載（受理：アクセプト）する雑誌はまずありません。通常はその点をチェックしただけで却下（リジェクト）されます。

column

「UMIN臨床試験登録システム」への症例データレポジトリ登録が可能に

　「UMIN 臨床試験登録システム」は，国民の誰もが参照でき，試験結果の公表を促す意味合いをもった臨床試験の登録データベースで，試験の登録を義務づけている国際的な主要雑誌の規定要件を満たしています。その UMIN システムが，試験終了後にそのデータセットを預かるシステムを構築しました。
(UMIN-ICDR ／ URL：http://www.umin.ac.jp/icdr/index-j.html)

UMIN症例データレポジトリの役割

1. 臨床研究データの散逸防止と長期保存
    ➡ バックアップ，セキュリティ保護体制により，今後長期にわたってデータ解析も可能
2. 臨床研究データの質の担保
    ➡ たとえば，相互チェック・査察のためのデータの正本の提供等
3. 論文で公表された以外の新たな知見を得るための統計解析のリソース

症例データレポジトリへの登録内容

1. 研究計画書
2. 症例のオリジナルのデータセット仕様書
    （症例のオリジナルのデータセットのファイル形式，変数名，変数型等）
3. 症例のオリジナルのデータセット

これまでは，個人情報の問題などで，試験終了後はできるだけ早くデータを破棄することが倫理委員会から求められることもありました。しかし，ディオバン事件で問題になったように，データ不正の疑いが起きた場合に，保管データがないと照合することができません。レポジトリ登録により，不正防止はもとより，臨床研究の質と信頼性の向上につながることが期待されています。

⑨ これまでの倫理指針が統合されたと聞きました。何がどう変わったのですか？

治験は，法的拘束力のある GCP によって厳しく規制されていますが，治験以外の臨床研究については，「疫学研究に関する倫理指針」（文部科学省・厚生労働省）と「臨床研究に関する倫理指針」（厚生労働省）という二つの「指針」に基づいて行われてきました。しかし，近年の研究の多様化に伴い，両指針の適応範囲が複雑になってきたことから，統合に向けて検討が進んでいました。その間に「ディオバン事件」が発生

> 利益相反の管理，モニタリングと監査が義務づけられる

したため，その再発防止策としての内容も盛り込んで，2014 年 12 月に「人を対象とする医学系研究に関する倫理指針」が公表されました（全文は本書 p.92 以降を参照）。その主な目的は，「人間の尊厳及び人権が守られ，研究の適正な推進が図られるようにすること」にあります。以下に主な内容を紹介します。

■インフォームド・コンセント，インフォームド・アセント

人間の尊厳と人権を守るための中心に位置するのが「説明と同意」と訳されることが多い「インフォームド・コンセント」です。この指針でもかなりの紙数をさいて，どのような研究にはどのような説明をしたうえで，どのような同意を得るべきかについて具体的指針を示しています。

この指針で新たに設けられたのが「インフォームド・アセント」に関する規定

です。これは研究に参加してもらいたい患者さんが試験への参加についてインフォームド・コンセントを与える能力を欠いていると思われる場合，たとえば小児である場合は，親権者等の代諾者からインフォームド・コンセントを受けることになっていますが，それに加え，本人の理解力に応じたわかりやすい説明をしたうえで試験参加への賛意（インフォームド・アセント）を得るよう努めることとなっています。

■侵襲（しんしゅう）

通常,「侵襲」とは切開や穿刺（せんし）など，体を一部傷つけること（を伴う医療行為）を意味しますが，この統合指針では，厳格な定義づけがありますので注意が必要です。用語の定義部分を引用すると，侵襲とは，「研究目的で行われる，穿刺，切開，薬物投与，放射線照射，心的外傷に触れる質問等によって，研究対象者の身体又は精神に傷害又は負担が生じることをいう。」となっています。したがって，研究目的で薬の投与を伴う試験は「侵襲を伴う試験」となり，説明事項を記載した文書によりインフォームド・コンセントを受ける必要があります。

■介入

介入とは，一般的には，人と人の間に第三者が割り込んで干渉することをいいますが，臨床研究では，特定の意味があるたいへん重要な用語ですので,「指針」の定義を確認しておきましょう。

「研究目的で，人の健康に関する様々な事象に影響を与える要因（健康の保持増進につながる行動及び医療における傷病の予防，診断又は治療のための投薬，検査等を含む。）の有無又は程度を制御する行為（通常の診療を超える医療行為であって，研究目的で実施するものを含む。）をいう。」とあります。

介入は，あくまでも「研究目的」で行う行為で，通常の診療・治療とは違った，計画的，意図的にある治療や診断などを行うことを言います。食事指導や運動指導も介入となります。したがって，研究目的が妥当で，すなわち，科学的，倫理的原則に基づいていることが大前提となります。

■ 利益相反，モニタリングと監査

　この指針では，研究機関の長や研究責任者の責務や倫理審査委員会の機能強化を明確にしていますが，そのほかに利益相反の管理について具体的に指針を示したこと，治験以外の臨床研究においてもモニタリングと監査を行う規定を設けたことが大きなポイントとしてあげられます。モニタリングと監査についての詳細は後述しますが(p.46)，ここでは「利益相反(COI)」について，指針の内容を抜粋します。

利益相反の管理

① 研究者等は，研究を実施するときは，個人の収益等，当該研究に係る利益相反に関する状況について，その状況を研究責任者に報告し，透明性を確保するよう適切に対応しなければならない。

② 研究責任者は，医薬品又は医療機器の有効性又は安全性に関する研究等，商業活動に関連し得る研究を実施する場合には，当該研究に係る利益相反に関する状況を把握し，研究計画書に記載しなければならない。

③ 研究者等は，②の規定により研究計画書に記載された利益相反に関する状況を，(中略)インフォームド・コンセントを受ける手続において研究対象者等に説明しなければならない。

（「人を対象とする医学系研究に関する倫理指針」第18 利益相反の管理より）

　なんだかよくわかりませんね。かいつまんで言えば，これから臨床研究を行う場合，医師は利益相反を研究計画書(プロトコール)に記載し，インフォームド・コンセントを受ける時に患者さんにそれを開示しなければならないということです。

　利益相反管理の一環として，公表する論文にはどのような記載が求められているかについては，p.67「ICMJEの推奨」を参照してください。

　なお，この「倫理指針」は，2015年4月から施行されますが，あくまでも遵守を求める「指針」であり，罰則などを設けた法的規制ではありません。しかし，臨床研究のさまざまな不適正事案が明るみに出たことから，「未承認・適応外の医薬品を用いる臨床研究」「広告利用される臨床研究」については，法規制

が必要との方向で検討が進んでいます。(平成26年12月11日，臨床研究に係る制度の在り方に関する検討会)。

column

ディオバン事件

　高血圧症治療薬ディオバン(一般名：バルサルタン)が承認された後，2002年より東京慈恵会医科大学，京都府立医科大学等の5大学で，ディオバンと既存の高血圧症治療薬とを比較する臨床研究が行われました。その結果，ディオバン投与群では脳卒中や狭心症の発症が有意に抑制されたとし，著明な国際的医学雑誌に公表され多くの医療従事者に影響を与えました。しかし，それらの研究に関わらなかった医師らからの論文内容への疑義が表明され(p.50参照)，それらに基づく形で関係論文が相次いで撤回されることになったのです。

　さらに，ディオバンを販売するノバルティスファーマ社の社員が大学非常勤講師の肩書きでこれらの臨床研究に関わっていたことが判明し，厚生労働省が事情聴取に乗り出し，事実関係を調査しました。

　その後，大学等から公表された調査結果によると，京都府立医科大学の臨床研究(KYOTO HEART Study)においては，カルテ情報に戻り調査したところ血圧値や狭心症等の合併症の発生数等のデータの操作が認められ，「本研究で得られた結論には誤りがあった可能性が高い。」と発表されました。
(以上，「平成26年4月11日　高血圧症治療薬の臨床研究事案に関する検討委員会」報告書等による)

　この事件は，「論文ねつ造」としてマスコミ等にも大々的に取り上げられ，一般の知るところとなりましたが，今後の臨床研究の信頼性確保のための多くのポイントも見えてきました。明確な仮説に基づく臨床研究の実施と被験者保護の倫理の問題(p.35)，研究実施体制(p.12)と利益相反管理の問題(p.40, 67)，研究デザインとくにPROBE法の留意点(p.22)，データクリーニングをはじめとするモニタリング，監査の徹底(p.46, 50)，臨床研究データの保存(p.37)等です。また，この事件の解明と時期的に並行するような形で検討されてきた「人を対象とする医学系研究に関する倫理指針」が2014年12月に公表されました。

　以上のポイントについては，本書でも関連各項目においてそれぞれ言及していますので参照してください。

Topic

食品の臨床試験

　臨床試験は，医薬品や医療機器ばかりでなく，食品でも行われます。健康食品には，国が特定の機能表示を許可した「保健機能食品」とそうでないものの2種類があります（下図参照）。

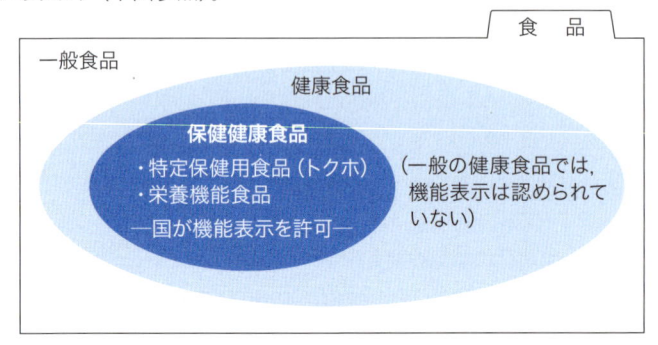

```
食　　品
┌─────────────────────────────┐
│  一般食品                    │
│      健康食品                │
│    ┌─保健健康食品──┐        │
│    │・特定保健用食品│(一般の健康食品では，│
│    │  (トクホ)     │ 機能表示は認められて│
│    │・栄養機能食品  │ いない)            │
│    │─国が機能表示を許可─│        │
│    └───────────┘        │
└─────────────────────────────┘
```

　特定保健用食品（通称トクホ）は，製品ごとに安全性と有効性が審査されています。もう一つの栄養機能食品は，個別製品ごとに審査されたわけではなく，特定の栄養成分（ミネラルやビタミンなど17種類）について，その含有量が国の基準を満たしていれば，定められた栄養機能表示をつけて販売が可能とされています。

　トクホでは，製品ごとの臨床試験（ヒト試験）が必須とされています。医薬品のようにGCP遵守は義務づけられていませんが，「ヘルシンキ宣言（p.86参照）」「人を対象とする医学系研究に関する倫理指針（p.92参照）」に従うこととされています。

　以上は，健康食品の国による承認の話ですが，そのほかに，食品の機能性表示について新たなガイドラインが策定され，2015年4月より施行されます。それにより，一定の要件を満たせば，企業の責任において食品の機能性表示（原則として健康な人を対象に体の部位を含めた健康維持・増進に関する表示）が可能となりました。機能性表示のための科学的根拠としては，トクホに準じた方法で最終製品を用いた臨床試験の実施，または最終製品か機能性関与成分についてのPRISMA声明に準拠したシステマティック・レビュー（p.31参照）による実証が必須とされています。

　食品の臨床試験でも，「UMIN臨床試験登録システム」（p.37参照）などの登録システムに事前登録をすること，研究結果はCONSORT声明（p.69参照）に準拠した論文で，査読つき雑誌への掲載などが求められています。

第3章 研究結果をまとめる, 解釈する

3-1 データを集積するのはいつですか？

3-2 得られたデータは, どのように管理されるのですか？

3-3 臨床的な疑問（仮説）が正しいか正しくないかを判断するポイントはどこですか？

3-4 薬をのんだら症状が消えました。薬が効いたと考えてよいですか？

3-5 研究の途中で計画通りに行っているか確かめることはありますか？

3-6 有意差がつかなかった試験は引き分けたと思えばよいですか？

3-7 論文に出てくる, 相対リスク, 絶対リスク, NNT, わかりません。

3-8 「サブグループ解析結果で有意に優れていた！」という話を聞きました。これって, すごいことですか？

1　データを集積するのはいつですか？

> カプラン・マイヤー曲線は単なる死亡の集計ではない

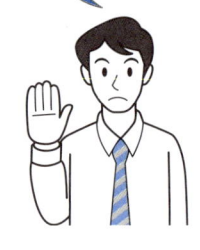

　データは，事前に定められた研究計画書（プロトコール）にしたがって集積します。たとえば原則として血圧を4週ごとに測定することになっていれば，それ以外の時点で測定したデータを使うことはありません。エンドポイントについても，事前に定められたとおりにデータを集積します。通常，設定されたすべての一次エンドポイントが起こりえなくなるまで（一般的には死亡まで），追跡されます。

■カプラン・マイヤー曲線を描いてみる

　生存率やイベントの累積発症率を比較する臨床試験では，各群の時間的推移を示した図が作成されますが，その代表がカプラン・マイヤー曲線です。これは，試験を開始して，たとえば1年間の生存者数やイベントが起きなかった例数を単純に記録したものではありません。また，カプラン・マイヤー「曲線」と言われていますが，厳密には曲線ではなく階段状なのです（症例数が多くなると「曲線」に見えますが）。その書き方を以下，確認してみましょう。

　臨床試験は，よーいドン！でいっせいに開始するわけではありません（試験の開始日とは，患者さんのリクルート開始日です）。前述の組み入れ基準，除外基準等を満たした患者さんがランダムに割り付けられ，その群の治療法が開始となります。したがって，試験の開始の日も，データ集積の日も，もちろんイベントが起こる日も（場合によって患者さんが引っ越していなくなってしまう日＝脱落する日も）ばらばらで，その後の結果を模式的に表すと図3-1a のようになります。

　次にこの曲線をいっせいに行われた形に整理します（左揃えになる）。ついでに期間順に並べ替えてみましょう（図3-1b）。図3-1c の折れ線がカプラン・マイヤー曲線です。単純に人数の積み上げ（積み下げ？）曲線ではないことがわかると思います。

　カプラン・マイヤー曲線のいちばん重要なポイントは「打ち切り症例」の取り

図3-1 カプラン・マイヤー曲線

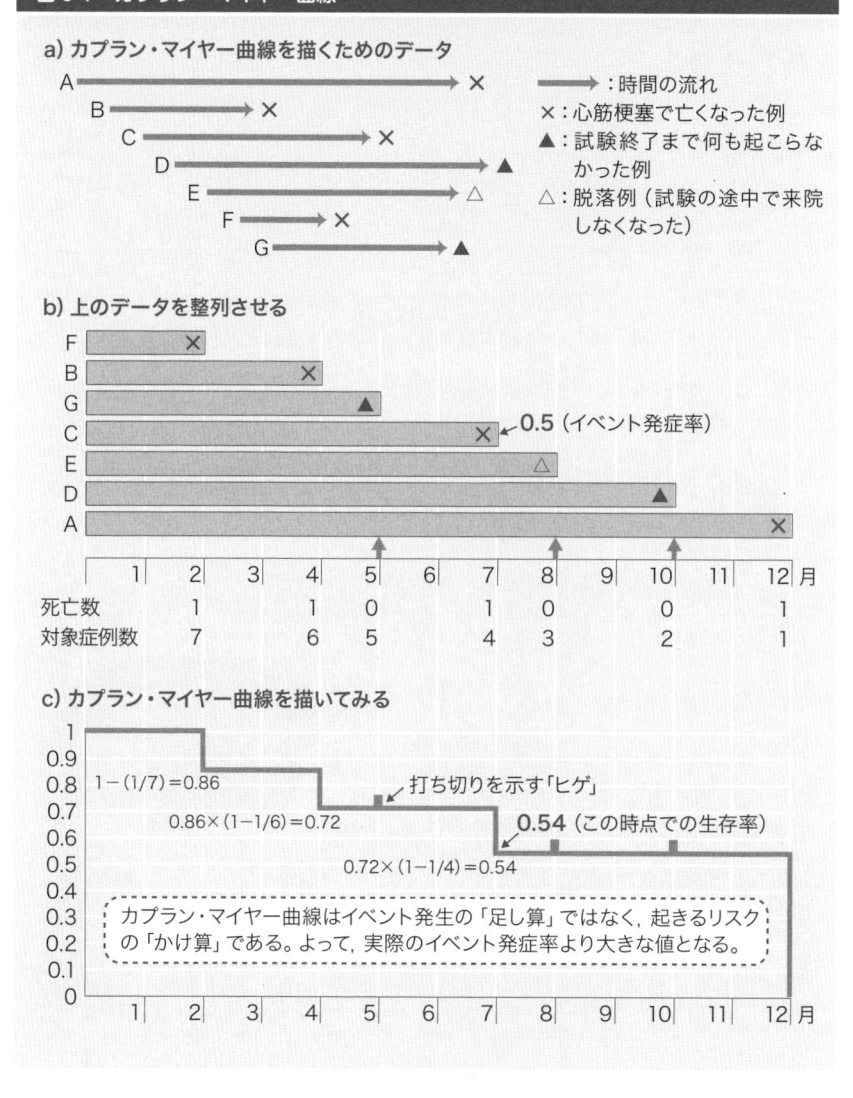

a) カプラン・マイヤー曲線を描くためのデータ

- A ————————————————×
- B ———×
- C ——————————×
- D ———————————————▲
- E ——————————△
- F ——×
- G ————————▲

→：時間の流れ
×：心筋梗塞で亡くなった例
▲：試験終了まで何も起こらなかった例
△：脱落例（試験の途中で来院しなくなった）

b) 上のデータを整列させる

	1	2	3	4	5	6	7	8	9	10	11	12 月
死亡数		1			1		0	1		0		1
対象症例数		7			6		5	4		3		1

C の時点に矢印で 0.5（イベント発症率）

c) カプラン・マイヤー曲線を描いてみる

- $1-(1/7)=0.86$
- $0.86\times(1-1/6)=0.72$
- 打ち切りを示す「ヒゲ」
- 0.54（この時点での生存率）
- $0.72\times(1-1/4)=0.54$

> カプラン・マイヤー曲線はイベント発生の「足し算」ではなく、起きるリスクの「かけ算」である。よって、実際のイベント発症率より大きな値となる。

扱いにあります。脱落による打ち切り症例（△）に加え、試験終了でそれ以降フォローアップしない患者さんも打ち切り症例（▲）として取り扱うことです。カプラン・マイヤー曲線は、一部のデータが抜け落ちてしまうことを前提に解析を行うすぐれものなのです。脱落した例を分母から除くことで、その人が脱落せずに追跡された場合の「予測」も含んでいるのです。

第3章　研究結果をまとめる，解釈する

column

ハザード比

　死亡などのイベント発症を比較する臨床試験では，治療効果を確かめる指標としてオッズ比とハザード比が用いられます。どちらも各群のイベント発症を比較しそれを比で表します。その結果が1よりも小さければ試験薬（効果を証明したい群）のほうが抑制効果ありという意味で，1よりも大きければ対照群（プラセボや標準治療群）のほうが効果ありとなります。オッズ比は試験最終時点でのデータを解析するのに対して，ハザード比はイベントがいつ起きたのかという情報も加味されるため，生存率解析ではハザード解析が用いられます。

2　得られたデータは，どのように管理されるのですか？

■モニタリング・監査について

　臨床研究のモニタリングと監査というと，なにやら堅苦しく両者の違いもわからない人が多いでしょう。確かに両者とも第三者が臨床研究を実施している医療機関に入ってきて，文書などいろいろチェックするということで，臨床研究の品質保証に関わるという点では同じです。しかしその実施者や目的が大きく違います（図 3-2, 3-3）。

　臨床研究でモニタリングは，研究計画書すなわちプロトコールに従って行われているかどうか調査すること，監査は臨床研究がプロトコールに従って行われたかどうかを調査することです。モニタリングで「行われている」と現在形であること，監査では「行われた」と過去形であることからわかるように，モニタリングでは臨床研究の進行状況に応じてプロセスの途中で継続的にチェックがされますが，監査ではプロセスの結果がチェックされます。それゆえにモニタリングは「中間テスト」みたいで

> 臨床研究にも，中間テストと期末試験がある

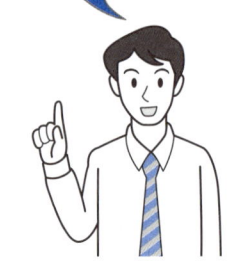

図3-2 モニタリングと監査の違い

モニタリング
臨床研究が適正に行われることを確保するために，臨床研究の進捗状況ならびに臨床研究が指針および研究実施計画書に従って**行われている**かどうかについて実施医療機関に対して行う調査

監査
臨床研究により収集された資料の信頼性を確保するため，臨床研究が指針および研究実施計画書に従って**行われた**かどうかについて行う調査

(GCPの「定義」を改変)

図3-3 治験におけるモニタリングと監査の実施者

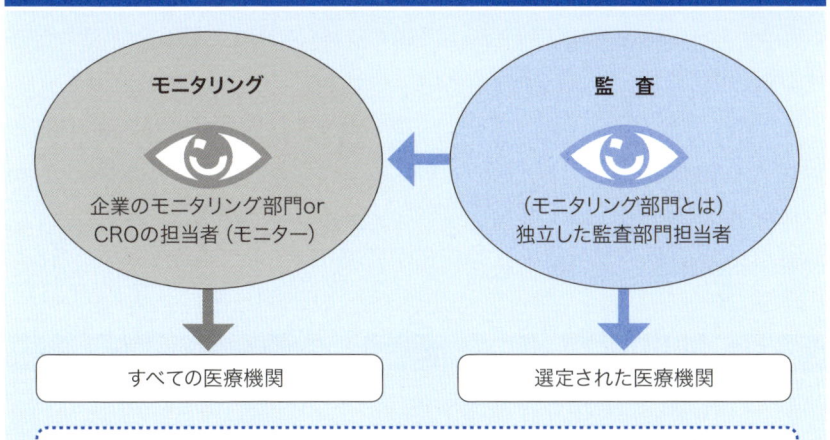

モニタリング
企業のモニタリング部門orCROの担当者（モニター）
→ すべての医療機関

監 査
（モニタリング部門とは）独立した監査部門担当者
→ 選定された医療機関

監査は選定された医療機関のほかモニタリング部門やCROが関与すればそれらも監査対象となります。モニターや監査担当者は，通常はプロトコールに記載されます。

日々の努力が問われて，ダメな所はなるべく早く見つけて後で挽回できる余地がありますが，監査は「期末試験」のようにその研究の品質に関して評価が下されるわけです。このように説明すると，監査は臨床研究の最後だけチェックされると誤解されるかもしれませんが，学校の試験に学期制があるように，モニタリングも監査も実施時期としては研究が始まる前，実施中，終了後とそれぞれにあります。

これまで，医師主導の臨床研究等は直接 GCP の規制対象となっていませんでしたが，最近まとめられた「**人を対象とする医学系研究に関する倫理指針**」では，侵襲と介入を伴う臨床研究においてはモニタリングが必須とされ，必要に応じて監査も求められるようになりました。CRO などに委託できればよいのですが，そうでない場合には自前でモニターやさらに独立した監査担当者を用意しなければならないことから大変で，そのため研究組織同士の相互チェックなどを活用する動きもあります。

　ではモニタリングや監査では何をチェックするのでしょうか？　この点については，国が「**モニタリング及び監査の受入れに関する標準運用指針**」(2000 年)を出しており，それに基づいて手順書を作成し実施することになります。図 3-4 と図 3-5 は治験の例ですが，臨床研究においても実施することになります。なお監査には，実施体制に対する監査と個々の研究に対する監査の 2 種類があります。

　またモニタリングや監査で実施される直接閲覧には図 3-6 で示すように，必須文書の直接閲覧と原資料の直接閲覧，そして SDV (Source Document Verification：症例報告書と原資料の照合) の 3 種類があります。

　必須文書とは，治験においては提出が義務づけられている書類で，たとえ

図 3-4　モニタリングの内容（治験の例）

時期	モニタリングの内容
治験開始前	①最新の治験薬概要書等の資料・情報の受領等 ②治験分担医師，治験協力者の業務内容 ③同意・説明文書 ④IRB の審議状況や通知等
治験実施中	①被験者の選定（選択・除外基準の遵守や被験者の同意等） ②治験の進行（被験者の登録状況，原資料等） ③CRF の作成等が原資料に照らして正確かつ完全か，逸脱があればその記録等 ④治験薬の管理に関する記録
治験中断・中止・終了または開発中止後	①CRF 等の提出 ②治験薬の管理記録 ③中断・中止・終了または開発中止に関する通知文書 ④記録の作成および保存

（モニタリング・監査の受入れに関する標準運用指針より抜粋）

図 3-5　監査の内容（治験の例）

監査の種類	監査の内容
治験のシステム（実施体制）に対する監査	治験事務局は，医療機関における治験のシステム（実施体制）がGCPに照らして適正に構築され，かつ適切に機能していることを示す資料を監査担当者の求めに応じ提示
各治験に関する監査	治験事務局，治験責任医師等，治験協力者，治験薬管理者または記録保存責任者は，以下の事項がGCP，治験実施計画書および治験の契約書等を遵守して適切に行われていることを示す資料を監査担当者の求めに応じ提示

① 治療を適切かつ円滑に行うのに必要な資料・情報の受領
② 治験分担医師，治験協力者の業務内容
③ 同意・説明文書
④ IRBの実施や継続に対する承認やその他通知
⑤ 被験者の選定と同意
⑥ CRF
⑦ 治験薬の管理
⑧ 責任医師からの終了の報告書に基づくIRBおよび依頼者への通知文書
⑨ 原資料等の必須文書や記録保存責任者の保存
⑩ その他監査担当者が求める事項

（モニタリング・監査の受入れに関する標準運用指針より抜粋）

図 3-6　モニタリングや監査における直接閲覧

種類	説明
必須文書の直接閲覧	IRBの議事録等といったGCP必須文書が適切に作成・保存されているかを確認。実施体制の確認。
原資料等の直接閲覧	有害事象の発生確認と報告等といったプロトコール，SOPやGCPに準拠して実施されているか原資料等を見て確認。
Source Document Verfication (SDV)	症例報告書と原資料との照合

ば倫理審査委員会（IRB）の記録や研究計画書（治験実施計画書），治験参加者への説明文書，モニタリングの手順書など多岐にわたるものです。試験実施全般にかかわる必須文書としては，治験業務を均質に遂行するための実施手順書，「標準業務手順書（SOP）」などがあります。

　また，原資料とは，症例報告書（CRF）の元になるカルテ類，データ等の記録のことで，原資料とCRFの照合を行うことをSDVと言います。これをしっ

かり行っていれば，検査値の桁違いの入力などを事前に発見することができます（データクリーニング）。

全体をまとめると，モニタリングは臨床研究の一連のプロセスにわたる品質管理（QC：Quality Control）と言えます。一方，監査＝品質保証（QA：Quality Assurance）と説明している専門書もありますが，これは必ずしも正しくはありません。図3-7のようにモニタリングも含めた監査がしっかりできたことが確認されて，はじめて品質保証が達成できるわけです。

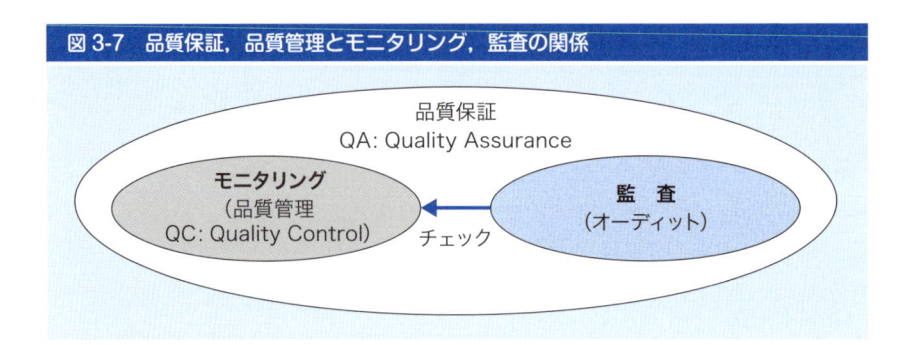

図3-7　品質保証，品質管理とモニタリング，監査の関係

品質保証
QA: Quality Assurance

モニタリング
（品質管理）
QC: Quality Control

←チェック

監査
（オーディット）

column

KYOTO HEART Study（KHS）が論文撤回になったきっかけ

ディオバン事件（p.41参照）では多くの関連論文が撤回されました。なかでもKHSは学会発表直後から，一部の専門家より，その信憑性を疑う声が上がっていました。しかし，論文の再調査を要求するきっかけは「ありえない数字」の発覚からでした。

本論文はすでに撤回されましたが，今後のためにチェックを入れてみます。まず臨床家は，登録時「非」糖尿病グループのヘモグロビンA1c（HbA1c）値が5.5±2.5％という点に疑問をいだくでしょう。統計的に推察すると，HbA1cが8％を超える人がかなりいたことになります。また血中ナトリウムの平均値が150 mmol/Lという数値もあり得ないし（132～148 mmol/Lが基準値），カリウム値も4.5±9.3 mmol/Lという，異常と思える標準偏差値が記載されていました（3.5～4.9 mmol/Lが基準値）。これらの指摘を受けて学会の調査が行われ論文撤回に至ったのです。ねつ造だ！　と思われる方も多いでしょうが，推測するにこれは単純なデータの入力ミスで，たとえば4.5と入力すべきところを

45と打ち込んでしまった可能性も考えられます。人間のやることですから，こういったミスはつきものですが，しっかりした試験はそのようなことへの対策も取られており，異常値を見つけ出す「データクリーニング」機能が働きます。残念ながらKHSではそのようなことへの配慮がなかったとしか言いようがありません。

これはデータ管理のずさんな一例ですが，本研究について発表当初から疑問視されていた最大の理由は，これまでの（信頼できる）多くの臨床試験結果とあまりにも治療効果が違っていたということでした。

KYOTO HEART Studyにおける糖尿病サブ解析の患者背景比較

	登録時糖尿病群			登録時非糖尿病群		
	全患者	バルサルタン服用群	ARB非服用群	全患者	バルサルタン服用群	ARB非服用群
HbA1c (%)	7.2±1.5	7.2±1.7	7.1±1.4	5.4±1.8	5.5±2.5	5.4±0.5
血清Na (mmol/L)	146±13	141±13	150±16	143±30	143±41	142±13
血清K (mmol/L)	4.5±3.9	4.5±5.0	4.4±2.2	4.4±6.8	4.5±9.3	4.3±2.2

(Kimura S, et al: Circ J. 2012. Pii: DN/JST. JSTAGE/circj/CJ-12-0387 より数値を抜粋。後に本論文は撤回された）

> データクリーニング（試験の数値をチェックして，誤りや重複を洗い出すこと）が不十分なのはまちがいないが，専門家は，それだけでは説明できない点があり，データベースそのものに致命的欠陥がある可能性を指摘し，論文の再審査に至った。

「品質管理」と「利益相反管理」はデータの不正操作やバイアスを排除するための両輪です。治験ではGCPで製薬会社が統計解析を行うことが認められているし，また品質管理についてもモニターと監査が義務づけられています。GCP規制外の自主臨床試験では，たとえば製薬企業の社員が統計解析を行う場合，不正操作やバイアスが入り込まないよう，二つの管理をしっかりしなければなりません。図示するように，利益相反は開示すればよいということではありません。その目的はあくまでも不正防止とバイアスの排除にあることを忘れてはなりません（図3-8）。

図3-8 品質管理と利益相反管理

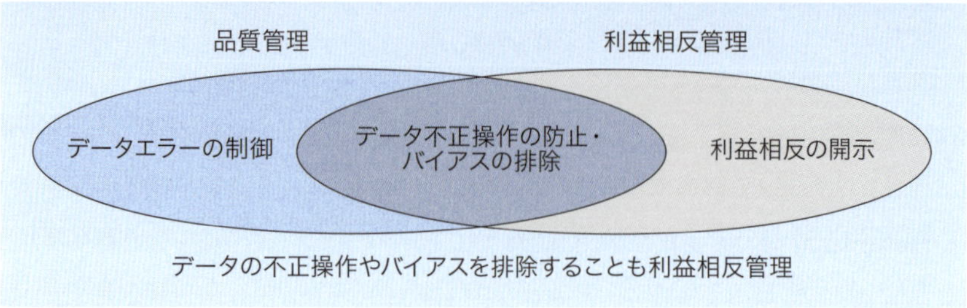

品質管理：データエラーの制御
利益相反管理：利益相反の開示
データ不正操作の防止・バイアスの排除

データの不正操作やバイアスを排除することも利益相反管理

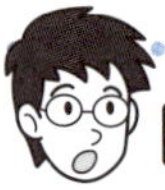

3 臨床的な疑問（仮説）が正しいか正しくないかを判断するポイントはどこですか？

■仮説検定はひねくれ者？

> 自分の正しさを証明するには，反対論者を退場させる？

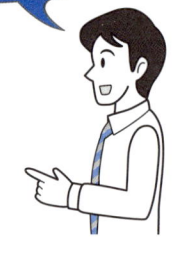

　臨床的な疑問（クリニカル・クエスチョン，リサーチ・クエスチョン）を臨床試験で確かめようと思った時，まず仮説を立てて統計学的な検定を行うことを計画します。A 薬と B 薬の比較をして，A 薬の効果を証明したい場合，A 薬が優れているとするほうを「対立仮説」といい，A 薬と B 薬の効果には差がないとするほうを「帰無仮説」と言います。統計的検定では，この帰無仮説が重要で，期待する効果がない，すなわち差がないという仮説を立てて，それを支持するかしないか（仮説を棄却すると言います）を検定します。すなわち，A 薬の効果を証明したい場合は，「A 薬と B 薬の効果に差がない（結果は偶然である）」という仮説を棄却することです。

　このような仮説検定を行う場合，結果が出る確率が偶然によるものかを判断する水準を設定します。これを有意水準（α）といい，通常は $\alpha = 0.05$（5%）に設定します。この5%は，感覚的にも納得できるものです。たとえばコイントスを何度か行ってすべてオモテが出た場合，何回くらい続くと，これはイカサマだと思うでしょうか。たぶん，3回めまでは偶然の結果，4回めくらいからあやしく感じ，さすがに5回も続くとイカサマだと思うでしょう。1回のコイントスでオ

モテが出る確率は 1/2（50％）です。4 回続くには 0.5×0.5×0.5×0.5 ＝ 0.0625（約 6％）で，その現象は 100 回中 6 回程度起こりうるということを意味します。

仮説検定では，結果の差が偶然によって生じたと考えられる確率を「P 値」で表します。この P 値が有意水準未満であれば（有意水準が 5％であれば P ＜ 0.05），偶然による結果である可能性が低いと考え，有意差ありと判断します。

臨床試験でも，「A 薬と B 薬には差がない」という帰無仮説が起きる確率（P 値）が有意水準（通常は 5％に設定）未満であれば帰無仮説は棄却され，有意差あり（A 薬のほうがすぐれている）とします。また，最近の論文では有意差ありを示すために P ＜ 0.05 という表記をせず，P ＝ 0.03 などのように P 値をそのまま記載することが勧められています。

■ 臨床研究で比較に用いる三つの「比」

臨床試験のように，患者さんを二つのグループに分けてイベントの発症を比較するような場合は相対リスク（RR，リスク比とも言います）が用いられます。有効性を証明したいグループでイベントが起きた率（発症率）を比較する他のグループの発症率で割った値を言います（図 3-9a）。

また，観察研究などでは，オッズ比（OR）が用いられます。ある事象が起

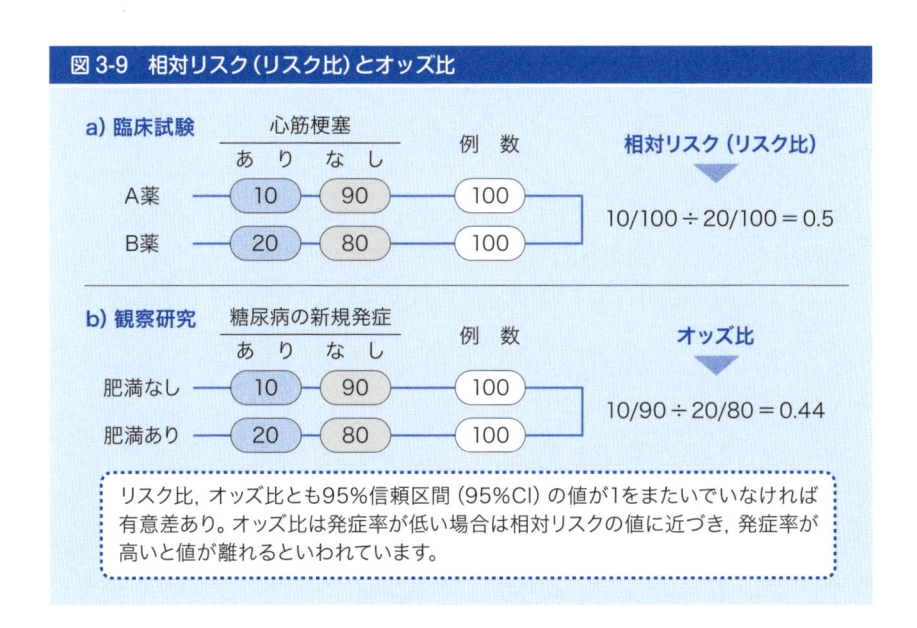

図 3-9　相対リスク（リスク比）とオッズ比

a) 臨床試験　心筋梗塞

	あり	なし	例数	
A 薬	10	90	100	
B 薬	20	80	100	

相対リスク（リスク比）
10/100 ÷ 20/100 = 0.5

b) 観察研究　糖尿病の新規発症

	あり	なし	例数	
肥満なし	10	90	100	
肥満あり	20	80	100	

オッズ比
10/90 ÷ 20/80 = 0.44

リスク比，オッズ比とも 95％信頼区間（95％CI）の値が 1 をまたいでいなければ有意差あり。オッズ比は発症率が低い場合は相対リスクの値に近づき，発症率が高いと値が離れるといわれています。

きた例数と起きなかった例数の比をオッズといい，オッズ比は一方のグループのオッズを他のグループのオッズで割った値を言います（図3-9b）。臨床試験で死亡などの発症率を比較する場合にオッズ比が用いられることがありますが，「どの時点で死亡したか」といった時間経過を考慮する生存率解析（カプラン・マイヤー曲線, p.44参照）では，ハザード比（HR）が用いられます。

column

メタアナリシスの読み方

メタアナリシスは，EBMにおいて最も高いレベルのエビデンスとされています（p.31参照）。メタアナリシスの多くは過去に行われた臨床研究の結果を統合し，フォレストプロットと呼ばれる特徴的な図にまとめられます。

通常は，真ん中に（オッズ比）1.0の垂直の線が引かれ，そこに各試験の結果がプロットされます（■）。■の大きさは症例数を表し（略して同じ大きさのものもある），その四角には必ず水平の線がついています。この水平の線は95%信頼区間（95% CI）で，真の値が95%の確率で入っている区間を示しています。したがって，長いほど結果のバラツキが大きいことを表しています。各■が中央の垂線の左にあれば，試験薬のほうが良好な結果であり，右にあれば対照薬が良好であり，95% CIが1.0をまたいでいなければ，その結果は有意差がついているということです。各試験のすべて総合した全体のリスク比とその95% CIは，図の一番下に◆で表されます。

このような図は各臨床試験のサブグループ解析にも用いられます。その場合は相対リスク（RR）やハザード比（HR）が用いられますが，同様に中心線（1.0）をまたいでいるかがポイントになります。試験結果の内訳として，たとえば脳卒中では（■が左側にあり水平線が1.0をまたいでいなければ）有意差が出ているが，狭心症では（■が右側にあり水平線が1.0をまたいでいると）有意差はないが対照薬のほうが優勢，などの判断ができます。

フォレストプロットの例

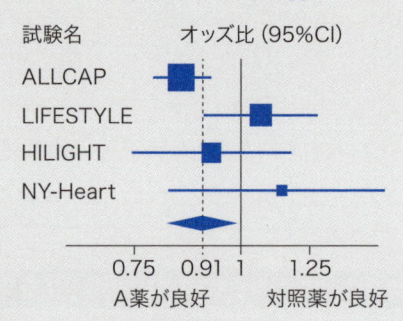

試験名　　オッズ比（95%CI）
ALLCAP
LIFESTYLE
HILIGHT
NY-Heart

0.75　0.91　1　　1.25
A薬が良好　　対照薬が良好

（トータルでA薬のほうが良好で，リスクを9%減少させる）

4 薬をのんだら症状が消えました。薬が効いたと考えてよいですか?

> 薬の真の効果は何重もの殻に隠れている

　患者さんに薬を飲んでもらい，効果があったとして，その「医療効果」はすべて薬の力によるものなのでしょうか。

　風邪をひいて薬を飲んで治った場合，それは薬の効果かもしれませんし，ちょうど治るタイミングにたまたま薬を飲んだだけかもしれません。当然ですが，人間には放っておいても治る力があり，それを自然治癒(力)と言います。そのほか，薬(と思ってそれ)を飲むという行為によって本当の薬の効果とは関係なく効果が現れることもあります。これをプラセボ効果と言います。臨床試験で薬の効果を判定する場合に，その薬と比較する基準のような役割で使用されるプラセボ(偽薬)を飲んだ患者さんのうち，一定の率で実際に効果が現れることが知られています。

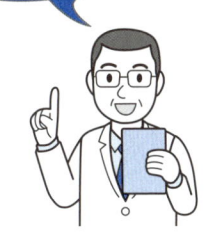

　さらに，プラセボ効果の一部とも言われているホーソン効果があります。これは，患者さんが信頼する先生や権威ある医師に効果を期待されていると感じる(臨床試験に参加)ことによって，治療への関心が高まり，結果的に治療効果が増すことを言います。薬の真の効果(実力)は，それらの効果を差し引いてみなければなりません(図3-10)。

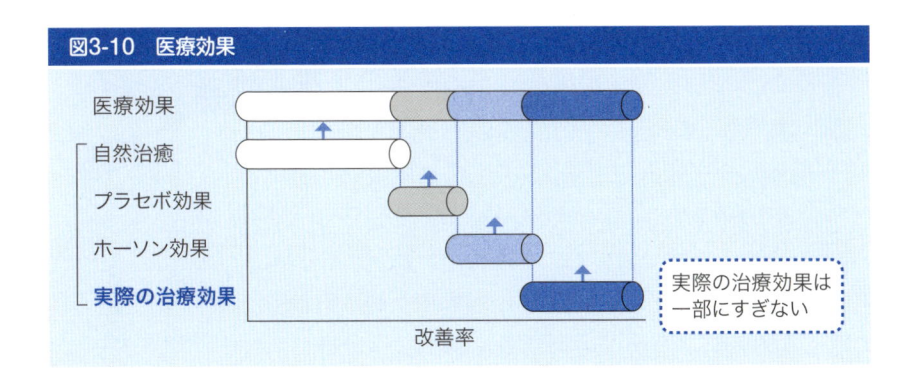

図3-10　医療効果

- 医療効果
- 自然治癒
- プラセボ効果
- ホーソン効果
- **実際の治療効果**

改善率

実際の治療効果は一部にすぎない

第3章　研究結果をまとめる，解釈する

最近行われるようになったPROBE法（p.22参照）の試験では，患者さんも飲んでいる薬がどちらかわかってしまいます。事前に試験薬（プラセボに対して「実薬」とも言います）の効果が強調されていると，実薬に当たった人は，ホーソン効果でより効果が増す可能性が高まりますし，逆にプラセボと知った患者さんのプラセボ効果が失われてしまうかもしれません。そのため，プラセボと比較する試験は，二重盲験法で行い，患者さんも医師も実薬・プラセボのどちら当たったのかを知らないことが重要になります。

column

プラセボ

　プラセボ (placebo) とは，有効成分を含まず，外見上は薬の形をしている錠剤やカプセルなどのことで，英語の発音に近い「プラシーボ」または（あまり勧められる言葉ではありませんが）「偽薬（ぎやく）」とも言います。多くは乳糖やでんぷんなどの薬効を示さない物質で作られ，臨床試験では試験薬（プラセボに対して実薬とも言います）とそっくりに作られ，試験薬の真の効果を検証するため，おもに二重盲検試験（p.32参照）で使用されます。プラセボの使用は「ヘルシンキ宣言」で認められており，その使用条件などが明示されています（p.90参照）。

5　研究の途中で計画通りに行っているか確かめることはありますか？

> スタートしたら，脱落組を作らない

　海外で行われている大規模な臨床試験では，試験実施者から独立した「データモニタリング委員会（DMC）」が中間解析の結果に応じて試験の中止を勧告する場合もあります。これにはさまざまな理由がありますが，一例としては，2群で薬の効果を比較する場合，ある群で明らかに効果が優れていることが中間解析の時点で判明してしまった場合，それでもその試験を続けることは倫理的に

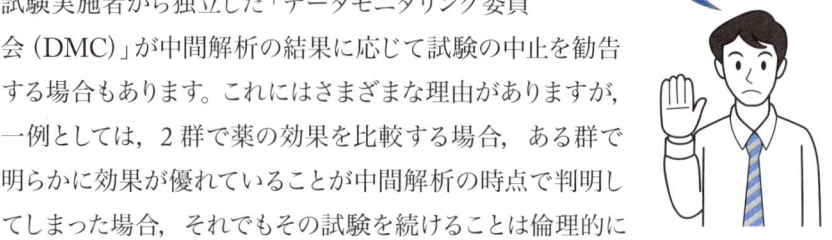

問題があるわけですから，DMCは試験の早期中止を勧告することがあります．通常は，研究責任者（治験責任医師）であっても，途中の結果を知ることはできません．

臨床試験では，登録した患者さんを長期わたって追跡（フォローアップ）しますが，試験の途中で，さまざまな理由で追跡が不可能になる場合がめずらしくありません（脱落例）．脱落の理由としては，副作用が強く出てそれ以上薬が飲めなくなった場合，患者さんが引っ越してしまっての追跡不可能，患者さんが途中で同意を撤回して終了などがあります．脱落例があまりにも多い試験は信頼性が低いと考えるべきです．不都合な症例を脱落させているおそれがあるからです（図 3-11）．

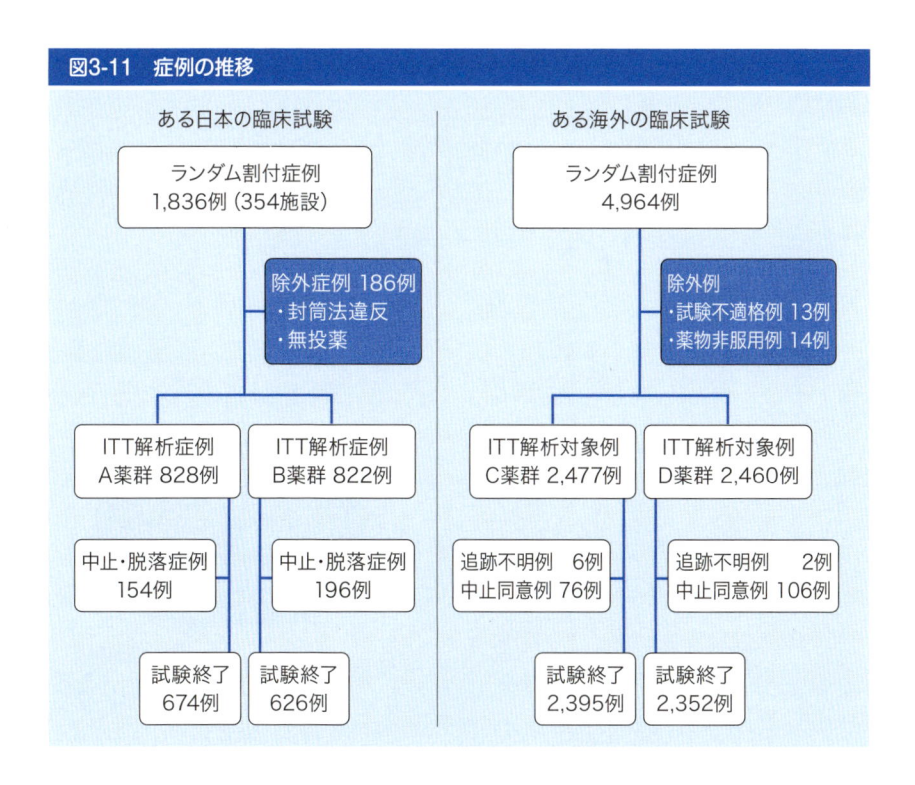

図3-11 症例の推移

ある日本の臨床試験

- ランダム割付症例 1,836例（354施設）
- 除外症例 186例
  - 封筒法違反
  - 無投薬
- ITT解析症例 A薬群 828例 ／ ITT解析症例 B薬群 822例
- 中止・脱落症例 154例 ／ 中止・脱落症例 196例
- 試験終了 674例 ／ 試験終了 626例

ある海外の臨床試験

- ランダム割付症例 4,964例
- 除外例
  - 試験不適格例 13例
  - 薬物非服用例 14例
- ITT解析対象例 C薬群 2,477例 ／ ITT解析対象例 D薬群 2,460例
- 追跡不明例 6例　中止同意例 76例 ／ 追跡不明例 2例　中止同意例 106例
- 試験終了 2,395例 ／ 試験終了 2,352例

これは，日本の臨床試験と海外で行われた臨床試験の参加者の流れ図（フローチャート）です．海外の試験では，約5,000例に対して27例（約5％）の脱落に比較して，日本のある研究では約1,800例に対して186例（約10％）

もあり，信頼性の点で疑問が残ります。

　臨床試験においてデータを解析する場合，おもに ITT 解析と PPB 解析があります。ITT 解析は，治療をしようとした意図に基づく解析法で，途中で脱落した人も解析に加える方法です。つまり，最初に割り付けられた薬を飲んでいるという仮定のもとにイベントを比較するというものです。一方，研究計画書（プロトコール）通りに試験を終えた人のみを解析するのを PPB 解析と言います。プロトコール遵守者のみを解析するほうが一見理にかなっているようにみえますが，最近の臨床試験では ITT 解析が推奨されています。それは安易に解析除外を行うと，ランダム化が崩れ比較可能性が失われるおそれがあるからと言われています。臨床試験はランダム割り付けがきちんとできているかが質の保証の上で重要です。とくに治療法の比較では，途中で薬の副作用で脱落した人がいたとしても，その治療方針で始めたグループの比較という意味では実臨床に近いとも言えます。

　実際には，男性を対象にした試験に女性が入っていた，一度も薬を飲まずにやめた，割り付け後のデータが一切ないような例は除外する FAS（最大の解析対象集団）解析も行われるようになってきました。

6 有意差がつかなかった試験は引き分けたと思えばよいですか？

> 同等であることを証明するにも事前の設定から

　既存薬を対照に新規の薬の効果を調べる試験を行い，有意差が出ませんでした。すぐれていたとは言えないが，すでに使われている薬と堂々勝負して負けなかったのだから，同じ実力を持っている・・・こう考える人がいたら要注意です。臨床研究では，最初にその試験の目的を明確にし，判定基準も事前に設定します。そうでないのは，イカサマ扱いされても仕方がありません。

　A 薬の効果を証明するために既存薬と比較して，有意差が出なかったという

ことは，単に「勝てなかった」ということです。一方，負けないことを証明するために行われる試験もあります。これはたとえて言えば，普通の勝負よりも判定基準をゆるめに設定（マージンと言います）して綱引きをするようなもので，このラインを越えなければ負けなかったと主張してよいという試験です（非劣性試験）。

さらに，同じように見えますが，同等性試験というのもあり，これこそまさに引き分けねらいの試験になります。なぜそのような試験が組まれるかというと，すでに基準薬のようなすぐれた薬が存在していても，新しい薬には，効果は同じくらいだが効き目が持続する，副作用が軽いなど新たな貢献が見込める場合などに，非劣性試験や同等性試験を行って承認を受けることがあります。

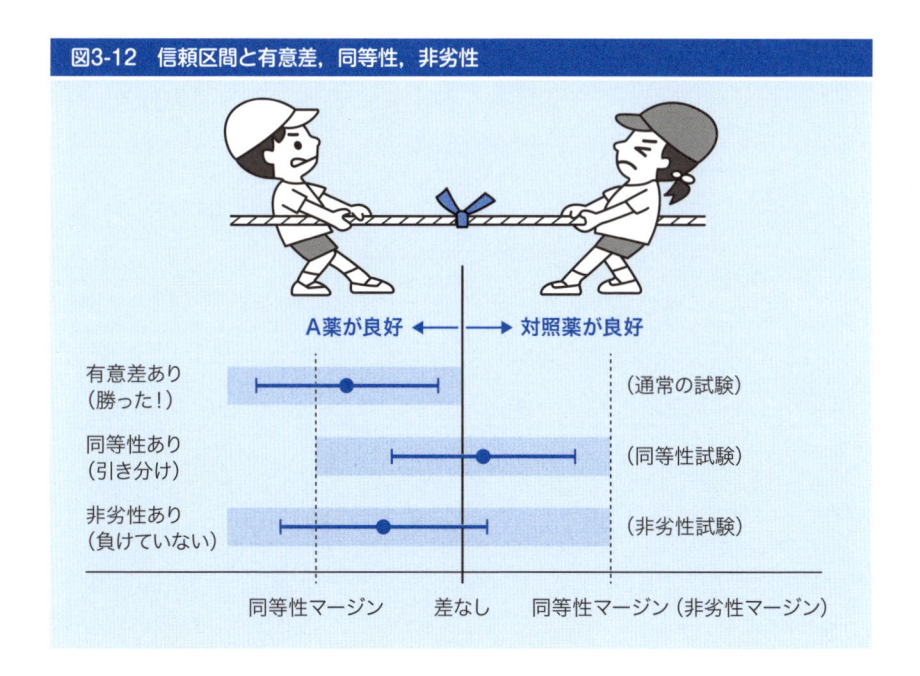

図3-12 信頼区間と有意差，同等性，非劣性

A薬が良好 ← → 対照薬が良好

- 有意差あり（勝った！）　（通常の試験）
- 同等性あり（引き分け）　（同等性試験）
- 非劣性あり（負けていない）　（非劣性試験）

同等性マージン　差なし　同等性マージン（非劣性マージン）

column

症例数を増やして追加検定─是か非か？

次のような事例を耳にすることがよくあります。たとえば，A薬とB薬の効果を比較するために，ランダム割り付けの臨床試験を行ったとします。各群10例ずつで検定してみたが，有意差がつかなかった（p=0.07）。あと2例ずつ追加

すれば有意差がつきそうだが，それは許されるだろうか，という疑問であり，また当事者にとっては切実な悩みといえるでしょう。しかし，これは絶対に行ってはいけません。

なぜダメなのか，最近の論文がうまく説明してくれています（Motulsky HJ. J Pharmacol Exp Ther. 2014 Oct;351(1):200-5.）。

その論文では，平均5.0，標準偏差1.0の正規分布を示す仮想のデータベースから，A群とB群ともにランダムに15例ずつのデータを抽出し，A群とB群に差があるか否かの検定を実験的に行いました。この作業を10,000回繰り返したところ，想定通り約5％（約500回）の抽出でA群とB群の間に有意差がある（P＜0.05）という結果が導かれました。

ところが，まず5例ずつで検定（対応のないt検定）し，そこで有意差が得られたら終了，得られなかったら5例ずつ加え10例ずつで検定する，そこで有意差が得られたら終了，得られなかったらさらに5例ずつ加え15例ずつで検定を行うと，同じ15例なのに，こちらでは約13％で有意差が得られたのです。

平均5.0±1.0，正規分布を示す仮想データベースから，実験的に検定（対応のないt検定）を10,000回行う	
15例ずつで検定（n=15）	約5％に有意差
5例ずつで検定（n=5）	約4％に有意差
さらに5例追加で検定（n=5+5）	約9％に有意差
さらに5例追加で検定（n=5+5+5）	約13％に有意差

このシミュレーションが示すのは，症例数を増やしながら検定を繰り返すと有意差がつきやすくなることです。なるべくよいデータを出したいという気持ちに悪気はないのでしょうが，あとから症例を追加するのは，間違った結果をねつ造したと言われかねない行為です。

前述のデータモニタリング委員会（DMC）は，モニタリングや中間解析の結果に基づき，臨床試験（治験）依頼者に独立した立場から適切な助言を行う役割があります。中間解析の評価においては，複数回の統計学的検定を実施することによる第一種過誤確率の上昇（有意差が出やすくなること），中間データでは，治療効果が過大推定される可能性があるので，その点に留意する必要があることが，「データモニタリング委員会に関するガイドライン」でも指摘されています。

7 論文に出てくる，相対リスク，絶対リスク，NNT，わかりません。

> 薬の効果判定は相対リスク，実臨床では絶対リスクをみよう

　実例で見てみましょう。ヨーロッパを中心に行われたHOPE試験というのがあります。この試験は，降圧薬で心筋梗塞など心疾患の既往を持つリスクの高い患者約9,000人をACE阻害薬とプラセボにランダム割り付けし，約5年間追跡し心血管系の合併症を調べました。その結果，一次エンドポイント（心筋梗塞＋脳卒中＋心血管系合併症による死亡）の相対リスク（RR）は0.78，95%信頼区間（95％CI）0.70-0.86，$P<0.001$でした。ここで言う相対リスクとは，プラセボに対する相対的なリスクの比であり，1よりも小さい値の場合，試験薬（ACE阻害薬）のほうが優れていることを表します。

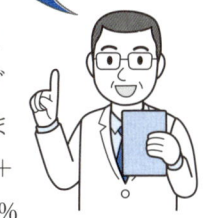

　また95％信頼区間が0.70-0.86と1をまたいでいない場合は，有意差をもって試験薬が優れていることを意味します（真の値がその数値の範囲に含まれる確率が95％である）。逆に信頼区間が1よりも大きい場合は，プラセボが有意に優れていたということになります。95％信頼区間は有意水準0.05に対応しており，この試験ではP値も0.05より低い値（$P<0.001$）になっています。

■絶対リスク，NNT

　相対リスクは，おもに薬の評価をするときに使用する指標ですが，実際の臨床で参考となるのは，相対リスクよりも絶対リスク（AR）のほうです。それは何故かというと，実薬のACE阻害薬が使われたことによりプラセボ群に較べてどれだけ余分に患者が救えたかがわかるからです。本試験ではプラセボの発症率とACE阻害薬群の発症率の差で3.8％という数値が得られます。この3.8％という数値にピンと来ない人は，この数値の逆数を計算してみるとよいでしょう。$1 \div 0.038 = 26.3$という数値が出ました。これはACE阻害薬を5年間（その試験の期間）服用すれば，26.3人に1人の合併症を予防することができるという意味で，これをNNT（治療必要例数）と呼んでいます（図3-13）。

第3章　研究結果をまとめる，解釈する

図3-13 HOPE試験概要（試験期間：約5年）

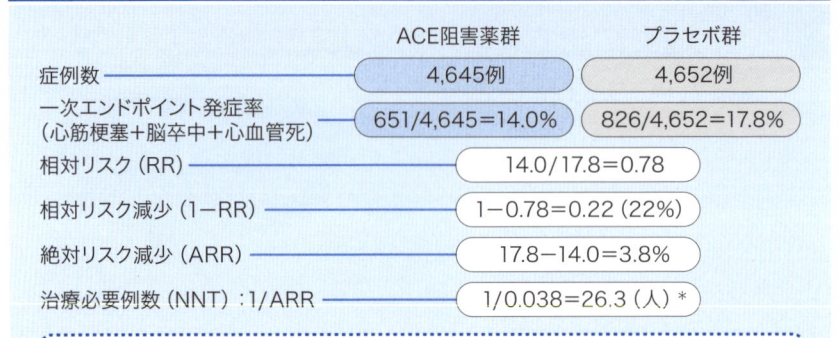

	ACE阻害薬群	プラセボ群
症例数	4,645例	4,652例
一次エンドポイント発症率 （心筋梗塞＋脳卒中＋心血管死）	651/4,645＝14.0%	826/4,652＝17.8%
相対リスク（RR）	14.0/17.8＝0.78	
相対リスク減少（1−RR）	1−0.78＝0.22（22%）	
絶対リスク減少（ARR）	17.8−14.0＝3.8%	
治療必要例数（NNT）：1/ARR	1/0.038＝26.3（人）*	

＊NNTは，本文の説明のとおり，26.3人に実薬（ここではACE阻害薬）を使うと1人の心血管合併症の発症を予防することができるという意味ですが，試験の解釈をする場合は，実施期間と対照群（ここではプラセボ）の発症率をみておく必要があります。すなわち，心筋梗塞などを起こす可能性が17.8%ある集団において5年間その薬を飲み続けると26.3人に1人の患者さんが救われるということで，実際の臨床において，合併症の発症率が仮に1.78%程度であった場合のNNTはその10倍，263となります。263人に1人が救われるということは，別の言い方をすれば，1人の患者さんを救うために263人の方に5年間薬を飲んでもらわなければならないことになります。これは仮想の計算ですが，NNTの数値を読む場合は，このような注意が必要です。

column

臨床試験の説明「相対リスクでなんと40%も減少！」には要注意

たとえば，500例ずつ2群のプラセボ対照試験があったとして，合併症の発症例が実薬で6例，プラセボで10例であれば，相対リスク減少（RRR）は40%となる。しかし，絶対リスク減少（ARR）は0.8%にすぎず，NNTは125です。見出しにだまされないためには，症例数や発症率をみてARRを確認することもたいせつです。

相対リスクと絶対リスクの図例

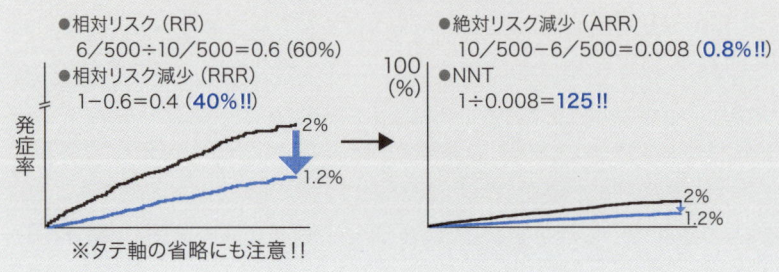

●相対リスク（RR）
6/500÷10/500＝0.6（60%）
●相対リスク減少（RRR）
1−0.6＝0.4（**40%!!**）

●絶対リスク減少（ARR）
10/500−6/500＝0.008（**0.8%!!**）
●NNT
1÷0.008＝**125!!**

※タテ軸の省略にも注意!!

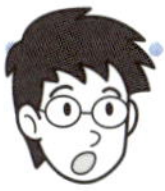

8 「サブグループ解析結果で有意に優れていた！」という話を聞きました。これって，すごいことですか？

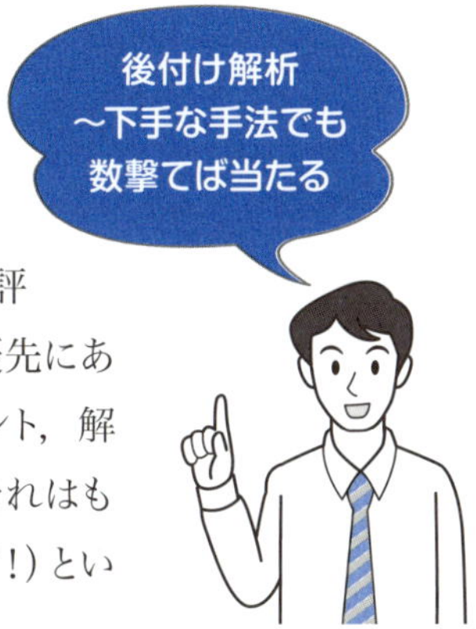

臨床試験の評価で，いちばん重要なものは，その名の通り，一次エンドポイント（主要評価項目，プライマリエンドポイント）です。臨床試験を計画する動機といえる臨床疑問に直結した「評価項目」を科学的・統計的に検証することを最優先にあらゆる計画を立てます。それ以外のエンドポイント，解析は「おまけ」です。おまけで当たりが出ても，それはもう1回くじが引けます（次の臨床試験で確かめて！）というような意味合いです。

> 後付け解析
> ～下手な手法でも数撃てば当たる

臨床試験結果が公表されたあとに，男性（女性）や糖尿病患者，既往歴のある患者さんなどといったサブグループを抽出して解析することがあります。たとえば，「本試験では有意差が出なかったが，糖尿病の患者さんだけで比較してみると，なんとA薬のほうが腎臓病の発症を抑えていた」等々。この場合も，いろいろなサブグループを設定して調べれば調べるほど有意差ありと出てくる可能性が高くなるため，一般的に信頼性は低いものと考えてください。中でも，

図3-14 エンドポイントの信頼性

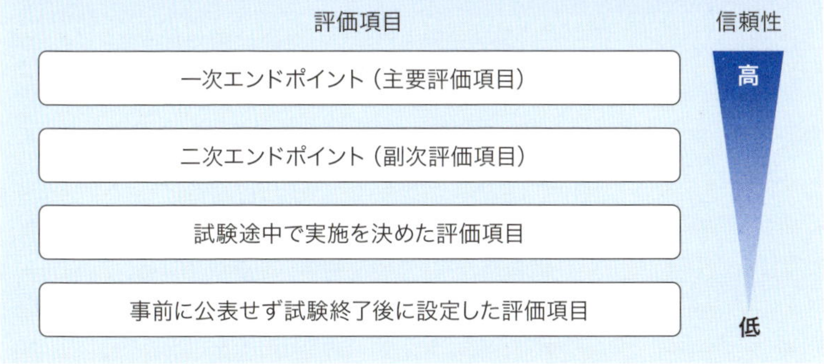

評価項目	信頼性
一次エンドポイント（主要評価項目）	高
二次エンドポイント（副次評価項目)	
試験途中で実施を決めた評価項目	
事前に公表せず試験終了後に設定した評価項目	低

第3章 研究結果をまとめる，解釈する

試験を計画する段階では一切予定されていなかったのに突然サブグループ解析結果が公表された場合などは,「後付け解析」と言って後出しじゃんけんのようなものですから, より信頼性が低くなります (図 3-14)。

column

サブグループ解析と多重検定

サブグループ解析（サブ解析）は，たとえば 75 歳以上の高齢者というグループを抽出して解析することですが，このような解析はほかにも，耐糖能異常者や高血圧の有無などさまざまなサブグループで行われます。このときに注意する点は，検定回数が増えれば増えるほど統計的な有意差が偶然出る可能性が高くなります（多重検定）。通常統計的有意水準を 0.05 としますが，これは，100 回のうち 5 回，20 回のうち 1 回は偶然に有意差ありという結果が出るという意味ですので，サブグループ解析を 20 回行えば，一つは偶然に有意な結果が出てしまう可能性が高いということになります。

多重検定を数多く行うほど，偶然の結果によって帰無仮説を棄却してしまう（有意差が出る）確率が高くなります。この複数回検定することによる有意差が出る確率を Familywise Error Rate と言い，「$1-(1-\alpha)^n$」（αは有意水準）で計算できます。有意水準を 0.05 として，2 回検定した場合の有意差が出る可能性は $1-(1-0.05)^2 = 0.097$ （約 9.7％で有意差が出る），同様に 3 回検定した場合は 0.142（約 14％）となります。そのため最近では，検定の数に応じて有意水準を小さく設定するなどの調整が行われるようになりました。

第4章 論文執筆に挑戦する

4-1 臨床研究結果を公表するときに気をつける点は何ですか?

4-2 臨床研究に関する論文を投稿する場合,受理してもらうためのよい方法はありますか?

① 臨床研究結果を公表するときに気をつける点は何ですか？

> 論文を書くためには必須の国際ルールがある

　雑誌への投稿に関する国際ルールで，いちばん重要なのがICMJE（医学雑誌編集者国際委員会）による「医学雑誌における学術研究の実施，報告，編集および出版への推奨」（旧版までは「ICMJE統一投稿規定」と呼ばれていた）で，これには，臨床試験の登録義務（p.36参照），どのような人を著者としなければならないか，謝辞で記載すべき人，利益相反（COI）開示などについて，具体的な推奨が示されています。

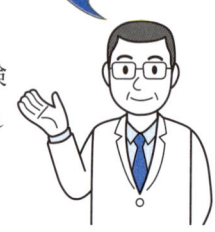

■著者資格

　その推奨では，「著者資格とは，著者としての功績があり，学術的，社会的，経済的に重要な意味合いをもつ。さらに著者資格には出版された論文に対する責任および説明責任も含まれる。」とし，次の4基準をあげています。著者として認められるには，この4基準のすべてを満たさなければならず，この4

ICMJE推奨による著者資格の4基準

①研究の構想もしくはデザインについて，または研究データの入手，分析，もしくは解釈について実質的な貢献をする。

②原稿の起草または重要な知的内容に関わる批判的な推敲に関与する。

③出版原稿の最終承認をする。

④研究のいかなる部分についても，正確性あるいは公正性に関する疑問が適切に調査され，解決されるようにし，研究のすべての側面について説明責任があることに同意する。

（医学雑誌における学術研究の実施，報告，編集および出版への推奨（2014年12月改訂版）. In: 中山健夫, 津谷喜一郎（編）. 臨床研究と疫学研究のための国際ルール集　Part2. ライフサイエンス出版（2015年出版準備中））

基準を満たしたものはすべて著者として認められるべきである，としています。

　以上の点からSTAP細胞論文の著者たちのその後の見解を伺うと，いずれも著者資格失格だったと言わざるをえません。

　また，上記著者資格の基準をすべて満たさない研究貢献者は「謝辞」の項に列挙しなければなりません。それのみでは著者として認められない例として，資金の確保や研究グループの一般的な監督や管理上の支援，執筆の補佐，校正などがあります。それらの貢献については，貢献ごとに氏名を明記しなければならないとしています。謝辞は，著者が御礼の意味で書いておくということではありません。同推奨によれば，謝辞に列記されることは，研究のデータおよび結論を暗に保証するととらえられるため，全員から書面で謝辞記載の承諾を得るべきとしています。

　その点，ディオバン事件で大きく採り上げられた，統計解析に関わった人が，一部の論文で著者にも謝辞にも記載されていなかったことは，国際的投稿ルールの上からも違反だったわけです。

■利益相反

　ディオバン事件の場合は，統計解析に関わった人が，試験薬を販売している会社に所属しているにも関わらず，大学所属（非常勤）の肩書きを使って試験に関与していたわけですから，これは謝辞の範囲を超え「利益相反（COI）」の問題が生じます。

　ICMJE推奨では，「利益相反は，患者の福利や研究の妥当性など第一の関心事に関する専門的判断が，財政的利益のような二次的な関心事に影響される場合に現存する。（中略）財政的利害関係（雇用，顧問，株式の所有またはストック・オプション，謝礼金，特許権，報酬を受けた専門家証言など）は，もっともわかりやすい利益相反であり，雑誌，著者そして学問そのものの信ぴょう性をもっとも損なうものといえる。」とし，そのほかにも個人的競争や知的信念などによっても利益相反は起こりうると指摘しています。

　また，著者と資金提供者との間で，著者が全研究データを閲覧することや独自に分析・解釈すること，研究結果を公表することに制限があるような契約は避けるべきであると戒めています。利益相反の報告事項としては次の項目があります。

> **ICMJE推奨による利益相反報告事項**
> ・著者の利益相反,および
> ・研究の資金源。スポンサー名とともに,試験デザイン,データの収集・分析あるいは解釈,研究報告の執筆,出版に向けた論文投稿に関する意思決定においてスポンサーの役割がある場合はそれを説明する。資金源が関与していなかった場合にはその旨を明確に記載する。
> ・著者が研究データを閲覧したか,現在も閲覧しているかどうかを含め,閲覧の方法とデータへのアクセス範囲を説明する。
>
> (医学雑誌における学術研究の実施,報告,編集および出版への推奨(2014年12月改訂版). In: 中山健夫, 津谷喜一郎(編), 臨床研究と疫学研究のための国際ルール集 Part2. ライフサイエンス出版(2015年出版準備中))

「利益」が「相反する」というCOIは,いったい何と何が対立するのでしょうか。一般的な医療行為では,医師という立場は基本的に患者さんの利益を優先する(守る)ことが義務づけられています。そこに,たとえば医師が第三者から何らかの利益を受けて効果が定かでない薬を処方した場合,二つの利益が衝突することになります。

では,臨床試験の利益相反はどのようになるでしょうか。臨床試験を行う研究者や組織は,臨床試験を正しく行い正しい結果を導き論文として公開することによって医療の進歩に貢献したいという「欲望」を持っていますが,一方で国民(患者)の視点に立つと,研究助成をしているスポンサーの都合のよい結果を導こうとしているのではないかと懸念が生じるかもしれません。この二つの思いが研究者や組織の中で相反・衝突することになります。しかし,そのこと自体が悪なのではありません。日本はこの20年,国家戦略として産学の連携活動を強化してきました。その環境下では必然的・不可避的にCOIが発生することになります。COIは適切に管理することが求められています。

COIの管理がいかに重要なことかを示す例として,医学研究の倫理的原則である「ヘルシンキ宣言」にもCOIについて明記されています(全文はp.86参照)。

> **ヘルシンキ宣言におけるCOI**
> ・COIを試験実施計画書(プロトコール)に記載すること(第22項)。
> ・COIを被験者候補に十分説明すること(第26項)。
> ・COIを刊行物(すなわち発表論文)に明示すること(第36項)。

前述のとおり，ICMJE 推奨では，財政的利害関係はもっともわかりやすい利益相反であると書かれていますが，では，必ず製薬企業がスポンサーとなって行われる「治験」の COI はどのように考えたらよいのでしょうか。治験は通常の医療行為とは違って，新薬（の候補）の承認を得るために行う臨床試験です。その原則はインフォームド・コンセントを受けることにあり，また治験は GCP という法的拘束力のある省令によって製薬企業が試験の計画からデータ収集・解析に至るまで関与することが認められています。その規制では，モニタリング，監査に関して GCP 適合調査などを行うことによって厳格な品質管理（QC）が厳しく求められています。

　COI 管理には，情報開示に留まらず，データの不正操作の防止，バイアスの排除といった品質管理に関する事項も含まれることに留意する必要があります。適切な COI 管理が，研究者および研究組織の利益を守るとともに，臨床研究の質と信頼性を確保することにつながります。

2　臨床研究に関する論文を投稿する場合，受理してもらうためのよい方法はありますか？

　臨床研究を適切に実施し，論文化・公表するためにいくつかの国際ルールが存在します。

> RCTの報告に便利なチェックリストあり

■ランダム化比較試験

一般的な論文執筆のための約束事は，ICMJE「医学雑誌における学術研究の実施, 報告, 編集および出版への推奨」があります（前述）が，臨床研究，とりわけランダム化比較試験（RCT）の報告に関しては，CONSORT（コンソート）声明が有名です。この声明は，サブタイトル「ランダム化並行群間比較試験報告の質向上のための最新版ガイドライン」とあるように，報告のための指針ですが，言うまでもなくよい報告のためにはよい試験の実施が前提にあるわけで，この指針は臨床研究を計画実施する段階から参考にする

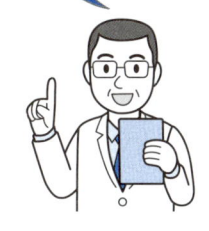

とよいでしょう。

　CONSORT 声明は，論文の項ごとに何に注意すべきかを簡潔にまとめたチェックリスト (表) がありますので，それに従うと便利です。また，世界的な主要ジャーナルでは，本声明に沿った執筆がなされることを受理の条件としているものがほとんどですので，執筆にあたっての必須リストといってよいでしょう。

　具体的には，1～12 項までは，臨床試験の事前登録 (UMIN 臨床試験登録システムなど) で記載しなければならないような項目です。13～22 項は試験終了後にしか書けません。結果と考察です。

　23～25 項については，臨床試験をめぐる不正防止のための項目といってよいでしょう。臨床試験登録システムに登録した証として登録番号の記載求めています。また 24 項は，第三者が研究計画書 (プロトコール) を参照できることで，最初の計画どおりに解析がなされたか，後付け解析ではないのかなどの確認に役立つ項目です。最後の項目は，今では当たり前ですが，資金提供者がいる場合はそれを明らかにすることが必須とされています。

■観察研究, メタアナリシス

　参考にすべき国際的な声明は，他にもたくさんあります。疫学に関しては，「疫学における観察研究の強化 (STROBE 声明)：観察研究の報告に関するガイドライン」，メタアナリシスについては，「システマティック・レビューおよびメタアナリシスの報告における望ましい報告項目：PRISMA 声明」があり，参考になります。

■日本における医学雑誌編集ガイドライン

　医学雑誌への投稿や編集に関する推奨などを公表している組織には，前述の「医学雑誌編集者国際委員会 (ICMJE)」や「世界医学雑誌編集者協会 (WAME)」などがあります。それらに対応するような日本の組織として「日本医学雑誌編集者会議 (JAMJE)」があり，2015 年 3 月に「日本医学会 医学雑誌編集ガイドライン」を公表しました。その名の通り，編集者のためのガイドラインですが，国際的ルールを尊重し，臨床試験の登録やランダム化比較試験の CONSORT 声明遵守，COI の管理などが盛り込まれています。

表 ランダム化比較試験を報告する際に含まれるべき情報のCONSORT 2010チェックリスト*
CONSORT 2010 checklist of information to include when reporting a randomized trial

章／トピック (Section/ Topic)	項目番号 (Item No)	チェックリスト項目 (Checklist Item)	報告頁 (Reported on page No)
タイトル・抄録(Title and Abstract)			
	1a	タイトルにランダム化比較試験であることを記載。	
	1b	試験デザイン(trial design)、方法(method)、結果(result)、結論(conclusion)の構造化抄録(詳細は「雑誌および会議録でのランダム化試験の抄録に対するCONSORT声明」を参照)。	
はじめに(Introduction)			
背景・目的(Background and Objective)			
	2a	科学的背景と論拠(rationale)の説明。	
	2b	特定の目的または仮説(hypothesis)。	
方法(Method)			
試験デザイン(Trial Design)			
	3a	試験デザインの記述(並行群間、要因分析など)、割付け比を含む。	
	3b	試験開始後の方法上の重要な変更(適格基準eligibility criteriaなど)とその理由。	
参加者(Participant)			
	4a	参加者の適格基準(eligibility criteria)。	
	4b	データが収集されたセッティング(setting)と場所。	
介入(Intervention)			
	5	再現可能となるような詳細な各群の介入。実際にいつどのように実施されたかを含む。	
アウトカム(Outcome)			
	6a	事前に特定され明確に定義された主要・副次的アウトカム評価項目。いつどのように評価されたかを含む。	
	6b	試験開始後のアウトカムの変更とその理由。	
症例数(Sample size)			
	7a	どのように目標症例数が決められたか。	
	7b	あてはまる場合には、中間解析と中止基準の説明。	
ランダム化(Randomization)			
順番の作成(Sequence generation)			
	8a	割振り(allocation)順番を作成(generate)した方法。	
	8b	割振りのタイプ: 制限の詳細(ブロック化、ブロックサイズなど)。	

第4章　論文執筆に挑戦する

割振りの隠蔽機構（Allocation concealment mechanism）		
	9	ランダム割振り順番の実施に用いられた機構（番号付き容器など），各群の割付けが終了するまで割振り順番が隠蔽されていたかどうかの記述。
実施（Implementation）		
	10	誰が割振り順番を作成したか，誰が参加者を組入れ（enrollment）たか，誰が参加者を各群に割付けた（assign）か。
ブラインディング（Blinding）		
	11a	ブラインド化されていた場合，介入に割付け後，誰がどのようにブラインドかされていたか（参加者，介入実施者，アウトカムの評価者など）。
	11b	関連する場合，介入の類似性の記述。
統計学的手法（Statistical method）		
	12a	主要・副次的アウトカムの群間比較に用いられた統計学的手法。
	12b	サブグループ解析や調整解析のような追加的解析の手法。

結果（Results）

参加者の流れ（Participant flow）（フローチャートを強く推奨）		
	13a	各群について，ランダム割付けされた人数，意図された治療を受けた人数，主要アウトカムの解析に用いられた人数の記述。
	13b	各群について，追跡不能例とランダム化後の除外例を理由とともに記述。
募集（Recruitment）		
	14a	参加者の募集期間と追跡期間を特定する日付。
	14b	試験が終了または中止した理由。
ベースライン・データ（Baseline data）		
	15	各群のベースラインにおける人口統計学的（demographic），臨床的な特性を示す表。
解析された人数（Number analyzed）		
	16	各群について，各解析における参加者数（分母），解析が元の割付け群によるものであるか。
アウトカムと推定（Outcome and estimation）		
	17a	主要・副次的アウトカムのそれぞれについて，各群の結果，介入のエフェクト・サイズの推定とその精度（95%信頼区間など）。
	17b	2項アウトカムについては，絶対エフェクト・サイズと相対エフェクト・サイズの両方を記載することが推奨される。
補助的解析（Ancillary analysis）		
	18	サブグループ解析や調整解析を含む，実施した他の解析の結果。事前に特定された解析と探索的解析を区別する。
害（Harm）	19	各群のすべての重要な害（harm）または意図しない効果（詳細は「ランダム化試験における害のよりよい報告: CONSORT声明の拡張」を参照）。

考察(Discussion)		
限界(Limitation)		
	20	試験の限界, 可能性のあるバイアスや精度低下の原因, 関連する場合は解析の多重性の原因を記載。
一般化可能性(Generalisability)		
	21	試験結果の一般化可能性(外的妥当性, 適用性)。
解釈(Interpretation)		
	22	結果の解釈, 有益性と有害性のバランス, 他の関連するエビデンス。
その他の情報(Other information)		
登録(Registration)		
	23	登録番号と試験登録名。
プロトコール(Protocol)		
	24	可能であれば, 完全なプロトコールの入手方法。
資金提供者(Funding)		
	25	資金提供者と他の支援者(薬剤の供給者など), 資金提供者の役割。

(津谷喜一郎, 元雄良治, 中山健夫(訳). CONSORT2010 声明：ランダム化並行群間比較試験報告のための最新版ガイドライン. 薬理と治療 2010；38：939-49)

補遺　最近，臨床研究に関するe-ラーニングシステムがあることを知りました。どのようなものですか？

■臨床研究・治験の e-ラーニングについて

　書籍は体系的に知識を得るには役に立ちますが，改訂には時間がかかります。そこで最新情報を学ぶ上で有用なのが e-ラーニングです。e-ラーニングでは，設問を解いてすぐに正解を確認したり動画を見たりとインターラクティブに学んでいくことができます。

　現在，臨床研究を学ぶための e-ラーニングには様々なものがありますが，一例を紹介します。それは，厚生労働科学研究費補助金の対象に選ばれ，国の「臨床研究・治験活性化 5 か年計画 2012 アクションプラン」でも推奨されている e-ラーニングで，東京大学と自治医科大学および NPO の日本臨床研究支援ユニット (J-CRSU) が共同して大学病院医療情報ネットワーク (UMIN) 上に構築した「Clinical Research Training Program (https://moodle2.umin.ac.jp/moodle/)」です。

　この e-ラーニングは，厚生労働省の意向にも対応し，職種別およびレベル別に構成されています。職種としては，医師，CRC，事務局事務，IRB 委員，データマネジャー (DM)，生物統計家を設定し，レベルとしてはそれぞれの職種で初級と上級の 2 段階が設定されています。

　この e-ラーニングを受講するための資格や条件は特にはありません。UMIN の ID を得るには医療従事者または医療系学会の会員である必要がありますが，当システムのみの ID を得ることについての条件はありませんので，被験者や一般の方も利用できます。また，どのコースも受講できます。

　受講終了までの期間については，コースによって違いますが，修了証書を得るために短いもので 2 時間程度 (事務局事務の上級編)，長いもので 20 時間程度 (CRC の初級編) かかります。

　最近では，臨床研究に携わるためには，事前に e-ラーニングなどを受講していることを条件とする施設や研究があります。そういった需要にも応えられるようなプログラムになっています。

図1 「Clinical Research Training Program (UMIN)」のトップページ

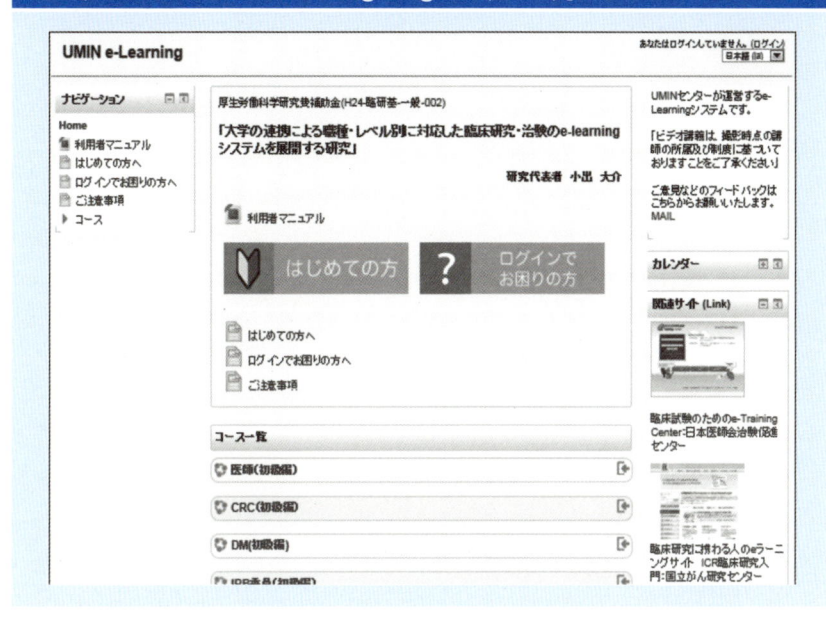

　以下に具体的な利用方法を示します。図1に示したトップページの右上のログインを押すか，中央よりやや下にある各コースのうち学びたいコースを選択するとログイン画面が表示されます。UMINのIDとパスワードを持っていれば，「UMIN IDでログインします」から利用可能です。UMINのIDがなくても，「このサーバーの専用IDの新規取得」からユーザー登録してIDとパスワードを設定し，その後は「このサーバーで取得した専用IDでログインします」を押して利用できます。いずれでも無料です。ただUMINのIDとパスワードが使えると，UMIN上で構築されているほかのサービス，たとえば臨床研究登録システムや臨床研究のデータを直接取得するEDC*注，さらには臨床研究データを登録して保存するレポジトリ（p.37参照）などについて同じUMINのIDとパスワードで使える利点があります。

　UMINのIDとパスワードはUMINが管理しているので，UMINから発行してもらう必要があります（詳しくはhttp://www.umin.ac.jpを参照してください）。

*注 EDC（Electric Data Capture）：臨床研究におけるデータ収集方法で，従来の紙ベースでの収集ではなく，パソコン端末を使って電子的に直接収集するシステムのこと。

図2 CRC(上級編)コースを選んだ例

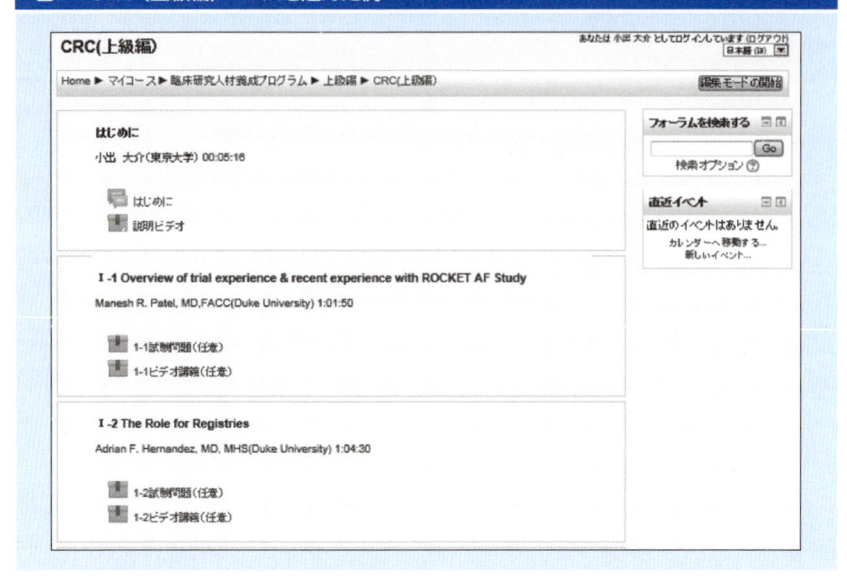

　ログインして受講したい職種のレベルを選ぶと，図2のような科目一覧がでます。ここではCRC（上級編）コースを例として示しています。試験問題には必修と任意があります。そしてその職種のレベルにある必修の試験科目すべてで80％以上の正解率を得ると最下段にある修了証書がダウンロードできます。修了証書にはコース名と受講者名，さらに修了した日付が記載されます。ビデオ講義についてはすべて任意となっています。したがって，ある程度知識がある人が長々とビデオを見なければならないということはありません。自信があればいきなり試験問題に挑戦し，そこで80％以上の正解を得られれば，ビデオ受講は必要ありません。ただし自信のない人やいきなり試験問題に挑戦しても80％以上の正解率を得られなかった人は，ビデオ講義をじっくり受講した上で試験問題に挑戦するのがよいでしょう。ビデオ講義は，画面左側に講師が，右側にスライドが表示され，両者が同期しています。試験問題は，一つまたは複数の回答を選ぶ選択肢形式で，選択肢は毎回順番がシャッフルされます。
　表1は職種別の初級編，表2は上級編のカリキュラムであり，各職種のコースごと，レベルごとに必修，任意，受講不要（表中では「－」表記）が設定されています（2015年1月末現在）。今後もカリキュラム内容は随時更新され，新しいものも追加されていく予定です。

表1 職種別の初級編カリキュラム

章	講座タイトル	医師	CRC	DM	IRB委員	生物統計家	事務局事務
第一章	臨床研究とは	任意	**必修**	**必修**	任意	**必修**	任意
	新薬研究開発の流れ	任意	**必修**	**必修**	任意	**必修**	任意
	臨床研究に関する倫理	**必修**	**必修**	任意	任意	**必修**	任意
	臨床研究に関する法規定とガイドライン	**必修**	**必修**	**必修**	**必修**	**必修**	**必修**
	個人情報の保護に関する法律	**必修**	**必修**	**必修**	**必修**	**必修**	**必修**
	臨床研究に関する補償と賠償	**必修**	**必修**	**必修**	**必修**	任意	**必修**
	医学の基礎知識	−	任意	−	−	任意	−
	病気の診断と治療	−	任意	−	−	任意	−
	臨床薬理学	−	**必修**	−	任意	**必修**	−
	病気と薬	−	任意	−	−	任意	−
	生物統計学	**必修**	**必修**	**必修**	任意	**必修**	−
	生活習慣病について	−	任意	−	−	任意	−
第二章	臨床試験実施に必要な要素	**必修**	**必修**	任意	任意	**必修**	**必修**
	臨床試験の立ち上げ	任意	**必修**	任意	任意	**必修**	任意
	臨床試験に係る組織1 −行政−	**必修**	**必修**	**必修**	**必修**	任意	**必修**
	臨床試験に係る組織2 −製薬企業−	−	**必修**	−	任意	任意	**必修**
	臨床試験に係る組織3 −CROとSMO−	任意	**必修**	−	任意	任意	**必修**
	医療機関の概要	−	任意	−	−	任意	−
第三章	プロトコールの読み方	**必修**	**必修**	−	**必修**	**必修**	**必修**
	診療録の読み方	−	任意	−	−	任意	−
	検査値の読み方	−	**必修**	**必修**	−	**必修**	−
	データマネジメント	任意	**必修**	**必修**	−	**必修**	−
	品質管理と品質保証	任意	**必修**	**必修**	−	**必修**	**必修**
	研究者主導臨床研究の運営	任意	**必修**	−	−	−	任意
	特殊領域における研究者主導臨床試験の実際	任意	**必修**	−	−	−	任意
第四章	CRCとは	任意	**必修**	任意	任意	任意	任意
	CRCの実務 -1- 関連部署との連絡調整	**必修**	**必修**	任意	任意	任意	任意
	CRCの実務 -2- 治験責任医師及び分担医師への支援	**必修**	**必修**	−	**必修**	任意	任意
	CRCの実務 -3- 被験者対応	任意	**必修**	−	−	任意	−
	CRCの実務 -4- 対外的な組織との対応	**必修**	**必修**	−	任意	任意	**必修**
	CRCの実務 -5- 文書管理	任意	**必修**	−	任意	任意	**必修**
	起こりやすいミス・イベントの事例	任意	**必修**	−	−	任意	−

表2 職種別の上級編カリキュラム

章	講座タイトル	医師	CRC	DM	IRB委員	生物統計家	事務局事務
特論	がん臨床試験（国立がん研究センターへ）	任意	任意	任意	任意	任意	任意
	国際共同治験（グローバルスタディ） 1) Recent Experience with ROCKET AF 2) Registry Study 3) Database Studies 4) Statistical Methods to Address Confounding in Healthcare Database Research 5) Quality-Driven Investigator-Initiated Clinical Research 6) Claim Database and Evaluation of Pharmaceuticals/Medical Devices	任意	任意	任意	任意	任意	任意
	早期・探索的臨床研究	必修	必修	必修	任意	必修	必修
	医療機器の開発	必修	必修	任意	必修	任意	任意
	薬事特論〜機構相談，審査の流れと事例	必修	任意	任意	必修	必修	任意
	メディカルライティング	必修	任意	任意	任意	任意	必修
	ITを活用した効率化 CDISC*について 1) 概要 2) SDTM 3) AdaM 4) Overview	任意	必修	必修	任意	必修	任意

＊CDISC：Clinical Data Interchange Standards Consortium

　このe-ラーニングの内容は，各論・微細にわたっており，初心者にはややハードルが高いかもしれません。本書を読んで臨床研究の全体像をつかんでから，e-ラーニングを行うとより理解が進むことでしょう。

臨床研究についてさらに学びたい人へのお勧め参考書

臨床試験の進め方
大橋靖雄, 荒川義弘
南江堂 (2006年)
医師主導臨床試験を中心に臨床試験に携わる人, 支援する人向き。臨床試験の計画・実施から報告までの必要な基本知識を網羅。

医学的研究のデザイン：研究の質を高める疫学的アプローチ 第4版
木原雅子, 木原正博 (翻訳)
メディカル・サイエンス・インターナショナル (2014年)
臨床研究の基本から研究をデザインし実施する方法・ノウハウを解説した初学者向けの教科書・実践ガイド。

がん臨床試験テキストブック：考え方から実践まで
(財)パブリックヘルスリサーチセンター／がん臨床研究支援事業教育研修小委員会
医学書院 (2013年)
CRCをはじめがん臨床試験に携わる医療者が知っておくべき情報を理解しやすいようにまとめたテキストブック。

ロスマンの疫学―科学的思考への誘い 第2版
Kenneth J. Rothman (著), 矢野栄二, 橋本英樹, 大脇和浩 (翻訳)
篠原出版新社 (2013年)
これから疫学を学ぶ人たちに疫学の原理や概念を重点に全体像を示す教科書。

医学研究における実用統計学
Douglas G. Altman (著), 木船義久, 佐久間昭 (翻訳)
サイエンティスト社 (1999年)
医学研究の基礎にある研究計画の基本原理, 統計の全体的な事項・概念を説明した翻訳書。

NIH臨床研究の基本と実際
John I. Gallin (編), 井村裕夫 (監修), 竹内正弘, 藤原康弘, 渡辺亨 (翻訳)
丸善 (2004年)
米国国立衛生研究所(NIH)において臨床研究のトレーニング開始に研究者が受講する教科書。上級者向き。

トム・ラングの医学論文「執筆・出版・発表」実践ガイド
Thomas A. Lang (著), 宮崎貴久子, 中山健夫 (翻訳)
シナジー (2012年)
統計の専門家でメディカルライターである著者による, 抄録, 論文, スライド作成など, 科学的コミュニケーションスキルをアップさせるためのテクニック集。

臨床研究を正しく評価するには：Dr.ファーバーグが教える26のポイント
Bengt D. Furberg, Curt D. Furberg (著), 折笠秀樹 (翻訳)
ライフサイエンス出版 (2013年)
EBMの専門家であり, 臨床家であるFurberg兄弟による, 臨床研究を評価する際の実践的ポイント集。

索引

太字の頁数は詳述箇所を示す。
巻末「資料」からは抽出していない。

[英語]

AR→絶対リスク
CAST試験　20
CI→信頼区間
COI→利益相反
CONSORT声明　**69**
CRA→臨床開発モニター
CRC→臨床研究コーディネーター
CRF→症例報告書
CRO→医薬品開発業務受託機関
DMC→データモニタリング委員会
e-ラーニング　**74**
EBM　**18**, 19
EDC　75
Familywise Error Rate　64
FAS解析　58
GCP→医薬品の臨床試験の実施の基準
HR→ハザード比
IC→インフォームド・コンセント
ICMJE→医学雑誌編集者国際委員会
IRB→倫理審査委員会
ITT解析　58
JAMJE→日本医学雑誌編集者会議
NNT→治療必要例数
P値　53
PECO (PICO)　**18**
PPB解析　58
PRISMA声明　70
PROBE法　**22**
QA→品質保証
QC→品質管理
RCT→ランダム化比較試験
RR→相対リスク
SDV　48

SMO→治験施設支援機関
SOP→標準業務手順書
STROBE声明　70
UMIN-CTR　36
　症例データレポジトリ　**37**
WAME→世界医学雑誌編集者協会

[ア行]

アウトカム　19
後付け解析　64
医学雑誌における学術研究の実施, 報告, 編集および出版への推奨　**66**, 67
医学雑誌編集者国際委員会 (ICMJE)　66
医師主導型臨床試験　11
一次エンドポイント (主要評価項目)　**21**, 61, 63
一般化可能性　24
イベント　25, 53
医薬品医療機器等法　13, 35
医薬品開発業務受託機関 (CRO)　12
医薬品の臨床試験の実施の基準 (GCP)　10, **13**, 35, 69
インフォームド・アセント　**38**
インフォームド・コンセント (IC)　37, **38**, 69
後ろ向きコホート研究　**29**
打ち切り症例　45
エビデンス　19
　レベル　28, **31**
エンドポイント (評価項目)　20, 25
　一次 (主要) —　**21**, 61, 63
　真の (トゥルー) —　**20**
　信頼性　63

80

ソフト— *22*
　　代用（サロゲート）— *20*
　　二次（副次）— *21*
　　ハード— *22*
　　複合— *21*
横断研究　*27, 30*
オーサーシップ→著者資格
オープン（ラベル）試験　*32*
オッズ比　*29, 53,* ***54***

【カ行】

外的妥当性　*24*
介入　***39***
介入研究　*8, 14*
仮説　*52*
カプラン・マイヤー曲線　***44***, *54*
監査　*40,* ***46***
観察研究　*8,* ***13***, *15,* ***26***, *53, 70*
記述研究　*31*
帰無仮説　*52*
偽薬→プラセボ
偶然誤差　*34*
組み入れ基準　*23*
クリニカル・クエスチョン→リサーチ・クエスチョン
系統誤差　*34*
ケースコントロール研究→症例対照研究
研究計画書（プロトコール）　*36, 37, 40, 46, 49, 58, 70*
研究実施体制　*12*
研究助成　*12*
研究責任者→試験責任医師
研究デザイン　***26***
研究標本→サンプル
検出力　*26*

原資料　*48, 49*
検定　*52*
交絡因子　***15***
誤差
　　偶然— *34*
　　系統— *34*
コホート研究　***14***, *16, 27, 29, 30, 31*
　　後ろ向き— *29*
コントロール→対照群

【サ行】

最小化法　***33***
サブグループ解析（層別解析）　*54,* ***63***, *64*
サロゲートエンドポイント→代用エンドポイント
3の法則　*26*
サンプル（研究標本）　*23*
サンプルサイズ（必要症例数）　*25*
試験実施計画書→研究計画書
試験責任医師（研究責任者）　*11, 57*
試験デザイン→研究デザイン
システマティック・レビュー　*31*
施設内審査委員会→倫理審査委員会
自然治癒　*55*
実薬　*56, 61*
縦断研究　*27*
出版バイアス　*31*
情報バイアス　*34*
症例集積　*27*
症例対照研究（ケースコントロール研究）　*27, 29, 30, 31*
症例報告書（CRF）　*49*
除外基準　*23*
食品の臨床試験　***42***

侵襲　*39*
真のエンドポイント（トゥルーエンドポイント）　**20**
信頼区間（CI）　*54*, *61*
スポンサー　*11*, *68*
生存率　*44*
生存率解析　*54*
生物統計学者　*12*
世界医学雑誌編集者協会（WAME）　*70*
セカンダリエンドポイント→二次エンドポイント
絶対リスク（AR）　**61**
　減少（ARR）　*62*
選択バイアス　*34*
想起バイアス→リコールバイアス
相対リスク（RR，リスク比）　*29*, **53**, *54*, **61**
　減少（RRR）　*62*
層別解析→サブグループ解析
ソフトエンドポイント　**21**

[タ行]
対照群（コントロール）　*14*, *28*, *32*, *46*
代用エンドポイント（サロゲートエンドポイント）　**20**
対立仮説　*52*
多重検定　**64**
脱落　*57*
単純ランダム化法　*33*
治験　**8**, *69*
　の限界　*10*
治験施設支援機関（SMO）　*12*
治験実施計画書→研究計画書
治験審査委員会→倫理審査委員会
治験責任医師　*11*, *57*

著者資格　**66**
治療必要例数（NNT）　*61*
追加検定　*59*
追跡（フォローアップ）　*57*
ディオバン事件　**41**
データクリーニング　*51*
データモニタリング委員会（DMC）　*56*, *60*
同等性試験　*59*
トゥルーエンドポイント→真のエンドポイント

[ナ行]
内的妥当正　*24*
二次エンドポイント（副次評価項目）　**21**
二重盲検（二重遮蔽）　*32*, *56*
日本医学雑誌編集者会議（JAMJE）　*70*

[ハ行]
バイアス　*24*, *28*, **34**, *51*
　出版―　*31*
　情報―　*34*
　選択―　*34*
　リコール―　*35*
背景因子　*24*, *33*
ハザード比（HR）　*46*, *54*
発症率　*53*
ハードエンドポイント　**21**
比較可能性　*24*
必須文書　*48*
必要症例数→サンプルサイズ
人を対象とする医学系研究に関する倫理指針　**38**, **92**
評価項目→エンドポイント
標準業務手順書（SOP）　*49*

標本→サンプル
非ランダム化比較試験　28, 31
非劣性試験　59
品質管理 (QC)　50
品質保証 (QA)　50
ファンネルプロット　31
フォレストプロット　**54**
フォローアップ→追跡
複合エンドポイント　**21**
副作用　9, 26, 31, 57, 58
副次評価項目→二次エンドポイント
プライマリエンドポイント→一次エンドポイント
プラセボ　55, **56**
プロトコール→研究計画書
ヘルシンキ宣言　35, 56, 68, **86**
母集団　23
ホーソン効果　55

[マ行]
前向き研究　27
マージン　59
無作為化　32
メタアナリシス　31, **54**, 70
モニタリング　40, **46**

[ヤ行]
有意差　53, 58

有意水準　52, 61
有害事象→副作用

[ラ行]
ランダム化　32
　最小化法　**33**
　単純—　33
ランダム化比較試験 (RCT)　14, 16, 28, 30, 31, 32, 69
利益相反 (COI)　**40**, **67**
　管理　40, 51
リコールバイアス　35
リサーチ・クエスチョン (クリニカル・クエスチョン)　18, 52
リスク比→相対リスク
臨床開発モニター (CRA)　12
臨床研究　**8**
　広告利用　40
　未承認・適応外　40
臨床研究コーディネーター (CRC)　12, 76
臨床試験　8, **14**, **28**
　医師主導型—　11
　実施の原則　36
　食品の—　**42**
臨床試験登録　36, **37**, 42
倫理 [治験] 審査委員会 (IRB)　9, 12, 36, 49

資　料

・ヘルシンキ宣言（日本医師会 訳）

・人を対象とする医学系研究に関する倫理指針

> WORLD MEDICAL ASSOCIATION
> ヘルシンキ宣言
> 人間を対象とする医学研究の倫理的原則
>
> (日本医師会 訳)

1964 年 6 月　第 18 回 WMA 総会(ヘルシンキ,フィンランド)で採択
1975 年 10 月　第 29 回 WMA 総会(東京,日本)で修正
1983 年 10 月　第 35 回 WMA 総会(ベニス,イタリア)で修正
1989 年 9 月　第 41 回 WMA 総会(九龍,香港)で修正
1996 年 10 月　第 48 回 WMA 総会(サマーセットウェスト,南アフリカ)で修正
2000 年 10 月　第 52 回 WMA 総会(エジンバラ,スコットランド)で修正
2002 年 10 月　WMA ワシントン総会(米国)で修正(第 29 項目明確化のため注釈追加)
2004 年 10 月　WMA 東京総会(日本)で修正(第 30 項目明確化のため注釈追加)
2008 年 10 月　WMA ソウル総会(韓国)で修正
2013 年 10 月　WMA フォルタレザ総会(ブラジル)で修正

序文

1. 世界医師会(WMA)は,特定できる人間由来の試料およびデータの研究を含む,人間を対象とする医学研究の倫理的原則の文書としてヘルシンキ宣言を改訂してきた。
　　本宣言は全体として解釈されることを意図したものであり,各項目は他のすべての関連項目を考慮に入れて適用されるべきである。
2. WMA の使命の一環として,本宣言は主に医師に対して表明されたものである。WMA は人間を対象とする医学研究に関与する医師以外の人々に対してもこれらの諸原則の採用を推奨する。

一般原則

3. WMA ジュネーブ宣言は,「私の患者の健康を私の第一の関心事とする」ことを医師に義務づけ,また医の国際倫理綱領は,「医師は,医療の提供に際して,患者の最善の利益のために行動すべきである」と宣言している。
4. 医学研究の対象とされる人々を含め,患者の健康,福利,権利を向上させ守ることは医師の責務である。医師の知識と良心はこの責務達成のために捧げられる。
5. 医学の進歩は人間を対象とする諸試験を要する研究に根本的に基づくものである。
6. 人間を対象とする医学研究の第一の目的は,疾病の原因,発症および影響を理解し,予防,診断ならびに治療(手法,手順,処置)を改善することである。最善と証明された治療であっても,安全性,有効性,効率性,利用可能性および質に関

する研究を通じて継続的に評価されなければならない。
7. 医学研究はすべての被験者に対する配慮を推進かつ保証し，その健康と権利を擁護するための倫理基準に従わなければならない。
8. 医学研究の主な目的は新しい知識を得ることであるが，この目標は個々の被験者の権利および利益に優先することがあってはならない。
9. 被験者の生命，健康，尊厳，全体性，自己決定権，プライバシーおよび個人情報の秘密を守ることは医学研究に関与する医師の責務である。被験者の保護責任は常に医師またはその他の医療専門職にあり，被験者が同意を与えた場合でも，決してその被験者に移ることはない。
10. 医師は，適用される国際的規範および基準はもとより人間を対象とする研究に関する自国の倫理，法律，規制上の規範ならびに基準を考慮しなければならない。国内的または国際的倫理，法律，規制上の要請がこの宣言に示されている被験者の保護を減じあるいは排除してはならない。
11. 医学研究は，環境に害を及ぼす可能性を最小限にするよう実施されなければならない。
12. 人間を対象とする医学研究は，適切な倫理的および科学的な教育と訓練を受けた有資格者によってのみ行われなければならない。患者あるいは健康なボランティアを対象とする研究は，能力と十分な資格を有する医師またはその他の医療専門職の監督を必要とする。
13. 医学研究から除外されたグループには研究参加への機会が適切に提供されるべきである。
14. 臨床研究を行う医師は，研究が予防，診断または治療する価値があるとして正当化できる範囲内にあり，かつその研究への参加が被験者としての患者の健康に悪影響を及ぼさないことを確信する十分な理由がある場合に限り，その患者を研究に参加させるべきである。
15. 研究参加の結果として損害を受けた被験者に対する適切な補償と治療が保証されなければならない。

リスク，負担，利益

16. 医療および医学研究においてはほとんどの治療にリスクと負担が伴う。
　　人間を対象とする医学研究は，その目的の重要性が被験者のリスクおよび負担を上まわる場合に限り行うことができる。
17. 人間を対象とするすべての医学研究は，研究の対象となる個人とグループに対する予想し得るリスクおよび負担と被験者およびその研究によって影響を受けるその他の個人またはグループに対する予見可能な利益とを比較して，慎重な評価を先行させなければならない。

リスクを最小化させるための措置が講じられなければならない。リスクは研究者によって継続的に監視，評価，文書化されるべきである。
18. リスクが適切に評価されかつそのリスクを十分に管理できるとの確信を持てない限り，医師は人間を対象とする研究に関与してはならない。

潜在的な利益よりもリスクが高いと判断される場合または明確な成果の確証が得られた場合，医師は研究を継続，変更あるいは直ちに中止すべきかを判断しなければならない。

社会的弱者グループおよび個人

19. あるグループおよび個人は特に社会的な弱者であり不適切な扱いを受けたり副次的な被害を受けやすい。

すべての社会的弱者グループおよび個人は個別の状況を考慮したうえで保護を受けるべきである。
20. 研究がそのグループの健康上の必要性または優先事項に応えるものであり，かつその研究が社会的弱者でないグループを対象として実施できない場合に限り，社会的弱者グループを対象とする医学研究は正当化される。さらに，そのグループは研究から得られた知識，実践または治療からの恩恵を受けるべきである。

科学的要件と研究計画書

21. 人間を対象とする医学研究は，科学的文献の十分な知識，その他関連する情報源および適切な研究室での実験ならびに必要に応じた動物実験に基づき，一般に認知された科学的諸原則に従わなければならない。研究に使用される動物の福祉は尊重されなければならない。
22. 人間を対象とする各研究の計画と実施内容は，研究計画書に明示され正当化されていなければならない。

研究計画書には関連する倫理的配慮について明記され，また本宣言の原則がどのように取り入れられてきたかを示すべきである。計画書は，資金提供，スポンサー，研究組織との関わり，起こり得る利益相反，被験者に対する報奨ならびに研究参加の結果として損害を受けた被験者の治療および／または補償の条項に関する情報を含むべきである。

臨床試験の場合，この計画書には研究終了後条項についての必要な取り決めも記載されなければならない。

研究倫理委員会

23. 研究計画書は，検討，意見，指導および承認を得るため研究開始前に関連する研究倫理委員会に提出されなければならない。この委員会は，その機能において

透明性がなければならず，研究者，スポンサーおよびその他いかなる不適切な影響も受けず適切に運営されなければならない。委員会は，適用される国際的規範および基準はもとより，研究が実施される国または複数の国の法律と規制も考慮しなければならない。しかし，そのために本宣言が示す被験者に対する保護を減じあるいは排除することを許してはならない。

　研究倫理委員会は，進行中の研究をモニターする権利を持たなければならない。研究者は，委員会に対してモニタリング情報とくに重篤な有害事象に関する情報を提供しなければならない。委員会の審議と承認を得ずに計画書を修正してはならない。研究終了後，研究者は研究知見と結論の要約を含む最終報告書を委員会に提出しなければならない。

プライバシーと秘密保持

24. 被験者のプライバシーおよび個人情報の秘密保持を厳守するためあらゆる予防策を講じなければならない。

インフォームド・コンセント

25. 医学研究の被験者としてインフォームド・コンセントを与える能力がある個人の参加は自発的でなければならない。家族または地域社会のリーダーに助言を求めることが適切な場合もあるが，インフォームド・コンセントを与える能力がある個人を本人の自主的な承諾なしに研究に参加させてはならない。
26. インフォームド・コンセントを与える能力がある人間を対象とする医学研究において，それぞれの被験者候補は，目的，方法，資金源，起こり得る利益相反，研究者の施設内での所属，研究から期待される利益と予測されるリスクならびに起こり得る不快感，研究終了後条項，その他研究に関するすべての面について十分に説明されなければならない。被験者候補は，いつでも不利益を受けることなしに研究参加を拒否する権利または参加の同意を撤回する権利があることを知らされなければならない。個々の被験者候補の具体的情報の必要性のみならずその情報の伝達方法についても特別な配慮をしなければならない。

　被験者候補がその情報を理解したことを確認したうえで，医師またはその他ふさわしい有資格者は被験者候補の自主的なインフォームド・コンセントをできれば書面で求めなければならない。同意が書面で表明されない場合，その書面によらない同意は立会人のもとで正式に文書化されなければならない。

　医学研究のすべての被験者は，研究の全体的成果について報告を受ける権利を与えられるべきである。
27. 研究参加へのインフォームド・コンセントを求める場合，医師は，被験者候補が医師に依存した関係にあるかまたは同意を強要されているおそれがあるかについて特

別な注意を払わなければならない。そのような状況下では、インフォームド・コンセントはこうした関係とは完全に独立したふさわしい有資格者によって求められなければならない。

28. インフォームド・コンセントを与える能力がない被験者候補のために、医師は、法的代理人からインフォームド・コンセントを求めなければならない。これらの人々は、被験者候補に代表されるグループの健康増進を試みるための研究、インフォームド・コンセントを与える能力がある人々では代替して行うことができない研究、そして最小限のリスクと負担のみ伴う研究以外には、被験者候補の利益になる可能性のないような研究対象に含まれてはならない。

29. インフォームド・コンセントを与える能力がないと思われる被験者候補が研究参加についての決定に賛意を表することができる場合、医師は法的代理人からの同意に加えて本人の賛意を求めなければならない。被験者候補の不賛意は、尊重されるべきである。

30. 例えば、意識不明の患者のように、肉体的、精神的にインフォームド・コンセントを与える能力がない被験者を対象とした研究は、インフォームド・コンセントを与えることを妨げる肉体的・精神的状態がその研究対象グループに固有の症状となっている場合に限って行うことができる。このような状況では、医師は法的代理人からインフォームド・コンセントを求めなければならない。そのような代理人が得られず研究延期もできない場合、この研究はインフォームド・コンセントを与えられない状態にある被験者を対象とする特別な理由が研究計画書で述べられ、研究倫理委員会で承認されていることを条件として、インフォームド・コンセントなしに開始することができる。研究に引き続き留まる同意はできるかぎり早く被験者または法的代理人から取得しなければならない。

31. 医師は、治療のどの部分が研究に関連しているかを患者に十分に説明しなければならない。患者の研究への参加拒否または研究離脱の決定が患者・医師関係に決して悪影響を及ぼしてはならない。

32. バイオバンクまたは類似の貯蔵場所に保管されている試料やデータに関する研究など、個人の特定が可能な人間由来の試料またはデータを使用する医学研究のためには、医師は収集・保存および/または再利用に対するインフォームド・コンセントを求めなければならない。このような研究に関しては、同意を得ることが不可能か実行できない例外的な場合があり得る。このような状況では研究倫理委員会の審議と承認を得た後に限り研究が行われ得る。

プラセボの使用

33. 新しい治療の利益、リスク、負担および有効性は、以下の場合を除き、最善と証明されている治療と比較考量されなければならない:

証明された治療が存在しない場合，プラセボの使用または無治療が認められる；あるいは，

　説得力があり科学的に健全な方法論的理由に基づき，最善と証明されたものより効果が劣る治療，プラセボの使用または無治療が，その治療の有効性あるいは安全性を決定するために必要な場合，

　そして，最善と証明されたものより効果が劣る治療，プラセボの使用または無治療の患者が，最善と証明された治療を受けなかった結果として重篤または回復不能な損害の付加的リスクを被ることがないと予想される場合。

　この選択肢の乱用を避けるため徹底した配慮がなされなければならない。

研究終了後条項

34. 臨床試験の前に，スポンサー，研究者および主催国政府は，試験の中で有益であると証明された治療を未だ必要とするあらゆる研究参加者のために試験終了後のアクセスに関する条項を策定すべきである。また，この情報はインフォームド・コンセントの手続きの間に研究参加者に開示されなければならない。

研究登録と結果の刊行および普及

35. 人間を対象とするすべての研究は，最初の被験者を募集する前に一般的にアクセス可能なデータベースに登録されなければならない。
36. すべての研究者，著者，スポンサー，編集者および発行者は，研究結果の刊行と普及に倫理的責務を負っている。研究者は，人間を対象とする研究の結果を一般的に公表する義務を有し報告書の完全性と正確性に説明責任を負う。すべての当事者は，倫理的報告に関する容認されたガイドラインを遵守すべきである。否定的結果および結論に達しない結果も肯定的結果と同様に，刊行または他の方法で公表されなければならない。資金源，組織との関わりおよび利益相反が，刊行物の中には明示されなければならない。この宣言の原則に反する研究報告は，刊行のために受理されるべきではない。

臨床における未実証の治療

37. 個々の患者の処置において証明された治療が存在しないかまたはその他の既知の治療が有効でなかった場合，患者または法的代理人からのインフォームド・コンセントがあり，専門家の助言を求めたうえ，医師の判断において，その治療で生命を救う，健康を回復するまたは苦痛を緩和する望みがあるのであれば，証明されていない治療を実施することができる。この治療は，引き続き安全性と有効性を評価するために計画された研究の対象とされるべきである。すべての事例において新しい情報は記録され，適切な場合には公表されなければならない。

人を対象とする医学系研究に関する倫理指針

平成 26 年 12 月 22 日
文部科学省
厚生労働省

目次

前文 ………………………………………… 93
第1章 総則 ……………………………… 93
第1 目的及び基本方針 93
第2 用語の定義 93
第3 適用範囲 96
　1 適用される研究 96
　2 日本国外において実施される研究 96
第2章 研究者等の責務等 ……………… 96
第4 研究者等の基本的責務 96
　1 研究対象者等への配慮 96
　2 研究の倫理的妥当性及び科学的合理性の確保等 97
　3 教育・研修 97
第5 研究責任者の責務 97
　1 研究計画書の作成及び研究者等に対する遵守徹底 97
　2 研究の進捗状況の管理・監督及び有害事象等の把握・報告 97
　3 研究実施後の研究対象者への対応 98
第6 研究機関の長の責務 98
　1 研究に対する総括的な監督 98
　2 研究の実施のための体制・規程の整備等 98
　3 研究の許可等 98
　4 大臣への報告等 98
第3章 研究計画書 ……………………… 99
第7 研究計画書に関する手続 99
　1 研究計画書の作成・変更 99
　2 倫理審査委員会への付議 99
　3 研究機関の長による許可 99
　4 研究終了後の対応 99
第8 研究計画書の記載事項 99
第9 研究に関する登録・公表 101
　1 研究の概要及び結果の登録 101
　2 研究結果の公表 101
第4章 倫理審査委員会 ………………… 101
第10 倫理審査委員会の設置等 101
　1 倫理審査委員会の設置の要件 101
　2 倫理審査委員会の設置者の責務 101
第11 倫理審査委員会の役割・責務等 102
　1 役割・責務 102
　2 構成及び会議の成立要件等 102
　3 迅速審査 103
　4 他の研究機関が実施する研究に関する審査 103
第5章 インフォームド・コンセント等 ……… 103
第12 インフォームド・コンセントを受ける手続等 103
　1 インフォームド・コンセントを受ける手続等 103
　2 研究計画書の変更 105
　3 説明事項 105
　4 同意を受ける時点で特定されなかった研究への試料・情報の利用の手続 106
　5 研究対象者に緊急かつ明白な生命の危機が生じている状況における研究の取扱い 106
　6 インフォームド・コンセントの手続等の簡略化 106
　7 同意の撤回等 106
第13 代諾者等からインフォームド・コンセントを受ける場合の手続等 107
　1 代諾の要件等 107
　2 インフォームド・アセントを得る場合の手続 107
第6章 個人情報等 ……………………… 108
第14 個人情報等に係る基本的責務 108
　1 個人情報等の保護 108
　2 適正な取得等 108
第15 安全管理 108
　1 適正な取扱い 108
　2 安全管理のための体制整備, 監督等 108
第16 保有する個人情報の開示等 108
　1 保有する個人情報に関する事項の公表 108
　2 開示等の求めへの対応 109
第7章 重篤な有害事象への対応 ……… 110
第17 重篤な有害事象への対応 110
　1 研究者等の対応 110
　2 研究責任者の対応 110
　3 研究機関の長の対応 110
第8章 研究の信頼性確保 ……………… 111
第18 利益相反の管理 111
第19 研究に係る試料及び情報等の保管 111
第20 モニタリング及び監査 111
第9章 その他 …………………………… 112
第21 施行期日 112
第22 経過措置 112
第23 見直し 112

前文
　人を対象とする医学系研究は，医学・健康科学及び医療技術の進展を通じて，国民の健康の保持増進並びに患者の傷病からの回復及び生活の質の向上に大きく貢献し，人類の健康及び福祉の発展に資する重要な基盤である。また，学問の自由の下に，研究者が適正かつ円滑に研究を行うことのできる制度的枠組みの構築が求められる。その一方で，人を対象とする医学系研究は，研究対象者の身体及び精神又は社会に対して大きな影響を与える場合もあり，様々な倫理的，法的又は社会的問題を招く可能性がある。研究対象者の福利は，科学的及び社会的な成果よりも優先されなければならず，また，人間の尊厳及び人権が守られなければならない。
　このため文部科学省及び厚生労働省においては，研究者が人間の尊厳及び人権を守るとともに，適正かつ円滑に研究を行うことができるよう，日本国憲法，我が国における個人情報の保護に関する諸法令及び世界医師会によるヘルシンキ宣言等に示された倫理規範も踏まえ，平成14年に文部科学省及び厚生労働省で制定し平成19年に全部改正した疫学研究に関する倫理指針（平成19年文部科学省・厚生労働省告示第1号）及び平成15年に厚生労働省で制定し平成20年に全部改正した臨床研究に関する倫理指針（平成20年厚生労働省告示第415号）をそれぞれ定めてきた。しかしながら，近年，これらの指針の適用対象となる研究の多様化により，その目的・方法について共通するものが多くなってきているため，これらの指針の適用範囲が分かりにくいとの指摘等から，今般，これらの指針を統合した倫理指針を定めることとした。
　この指針は，人を対象とする医学系研究の実施に当たり，全ての関係者が遵守すべき事項について定めたものである。また，研究機関の長は研究実施前に研究責任者が作成した研究計画書の適否を倫理審査委員会の意見を聴いて判断し，研究者等は研究機関の長の許可を受けた研究計画書に基づき研究を適正に実施することを求められる。この指針においては，人を対象とする医学系研究には多様な形態があることに配慮して，基本的な原則を示すにとどめている。研究者等，研究機関の長及び倫理審査委員会をはじめとする全ての関係者は高い倫理観を保持し，人を対象とする医学系研究が社会の理解及び信頼を得て社会的に有益なものとなるよう，これらの原則を踏まえつつ，適切に対応することが求められる。

第1章　総則
第1　目的及び基本方針
　この指針は，人を対象とする医学系研究に携わる全ての関係者が遵守すべき事項を定めることにより，人間の尊厳及び人権が守られ，研究の適正な推進が図られるようにすることを目的とする。全ての関係者は，次に掲げる事項を基本方針としてこの指針を遵守し，研究を進めなければならない。
①社会的及び学術的な意義を有する研究の実施
②研究分野の特性に応じた科学的合理性の確保
③研究対象者への負担並びに予測されるリスク及び利益の総合的評価
④独立かつ公正な立場に立った倫理審査委員会による審査
⑤事前の十分な説明及び研究対象者の自由意思による同意
⑥社会的に弱い立場にある者への特別な配慮
⑦個人情報等の保護
⑧研究の質及び透明性の確保

第2　用語の定義
　この指針における用語の定義は，次のとおりとする。
(1) 人を対象とする医学系研究
　人（試料・情報を含む。）を対象として，傷病の成因（健康に関する様々な事象の頻度及び分布並びにそれらに影響を与える要因を含む。）及び病態の理解並びに傷病の予防方法並びに医療における診断方法及び治療方法の改善又は有効性の検証を通じて，国民の健康の保持増進又は患者の傷病からの回復

若しくは生活の質の向上に資する知識を得ることを目的として実施される活動をいう。この指針において単に「研究」という場合，人を対象とする医学系研究のことをいう。

(2) 侵襲

研究目的で行われる，穿刺（せんし），切開，薬物投与，放射線照射，心的外傷に触れる質問等によって，研究対象者の身体又は精神に傷害又は負担が生じることをいう。

侵襲のうち，研究対象者の身体及び精神に生じる傷害及び負担が小さいものを「軽微な侵襲」という。

(3) 介入

研究目的で，人の健康に関する様々な事象に影響を与える要因（健康の保持増進につながる行動及び医療における傷病の予防，診断又は治療のための投薬，検査等を含む。）の有無又は程度を制御する行為（通常の診療を超える医療行為であって，研究目的で実施するものを含む。）をいう。

(4) 人体から取得された試料

血液，体液，組織，細胞，排泄（はいせつ）物及びこれらから抽出したDNA等，人の体の一部であって研究に用いられるもの（死者に係るものを含む。）をいう。

(5) 研究に用いられる情報

研究対象者の診断及び治療を通じて得られた傷病名，投薬内容，検査又は測定の結果等，人の健康に関する情報その他の情報であって研究に用いられるもの（死者に係るものを含む。）をいう。

(6) 試料・情報

人体から取得された試料及び研究に用いられる情報をいう。

(7) 既存試料・情報

試料・情報のうち，次に掲げるいずれかに該当するものをいう。

①研究計画書が作成されるまでに既に存在する試料・情報

②研究計画書の作成以降に取得された試料・情報であって，取得の時点においては当該研究計画書の研究に用いられることを目的としていなかったもの

(8) 研究対象者

次に掲げるいずれかに該当する者（死者を含む。）をいう。

①研究を実施される者（研究を実施されることを求められた者を含む。）

②研究に用いられることとなる既存試料・情報を取得された者

(9) 研究機関

研究を実施する法人，行政機関及び個人事業主をいい，試料・情報の保管，統計処理その他の研究に関する業務の一部についてのみ委託を受けて行う場合を除く。

(10) 共同研究機関

研究計画書に基づいて研究を共同して実施する研究機関をいい，当該研究のために研究対象者から新たに試料・情報を取得し，他の研究機関に提供を行う機関を含む。

(11) 試料・情報の収集・分譲を行う機関

研究機関のうち，試料・情報を研究対象者から取得し，又は他の機関から提供を受けて保管し，反復継続して他の研究機関に提供を行う業務を実施する機関をいう。

(12) 研究者等

研究責任者その他の研究の実施（試料・情報の収集・分譲を行う機関における業務の実施を含む。）に携わる関係者をいい，研究機関以外において既存試料・情報の提供のみを行う者及び委託を受けて研究に関する業務の一部に従事する者を除く。

(13) 研究責任者

研究の実施に携わるとともに，所属する研究機関において当該研究に係る業務を統括する者をいう。

(14) 研究機関の長

研究を実施する法人の代表者，行政機関の長又は個人事業主をいう。

(15) 倫理審査委員会

研究の実施又は継続の適否その他研究に関し必要な事項について，倫理的及び科学的な観点から調査審議するために設置された合議制の機関をいう。

(16) インフォームド・コンセント
　研究対象者又はその代諾者等が，実施又は継続されようとする研究に関して，当該研究の目的及び意義並びに方法，研究対象者に生じる負担，予測される結果（リスク及び利益を含む。）等について十分な説明を受け，それらを理解した上で自由意思に基づいて研究者等又は既存試料・情報の提供を行う者に対し与える，当該研究（試料・情報の取扱いを含む。）を実施又は継続されることに関する同意をいう。
(17) 代諾者
　生存する研究対象者の意思及び利益を代弁できると考えられる者であって，当該研究対象者がインフォームド・コンセントを与える能力を欠くと客観的に判断される場合に，当該研究対象者の代わりに，研究者等又は既存試料・情報の提供を行う者に対してインフォームド・コンセントを与えることができる者をいう。
(18) 代諾者等
　代諾者に加えて，研究対象者が死者である場合にインフォームド・コンセントを与えることができる者を含めたものをいう。
(19) インフォームド・アセント
　インフォームド・コンセントを与える能力を欠くと客観的に判断される研究対象者が，実施又は継続されようとする研究に関して，その理解力に応じた分かりやすい言葉で説明を受け，当該研究を実施又は継続されることを理解し，賛意を表することをいう。
(20) 個人情報
　生存する個人に関する情報であって，当該情報に含まれる氏名，生年月日その他の記述等により特定の個人を識別することができるものをいい，他の情報と容易に照合することができ，それにより特定の個人を識別することができることとなるものを含む。
(21) 個人情報等
　個人情報に加えて，個人に関する情報であって，死者について特定の個人を識別することができる情報を含めたものをいう。
(22) 匿名化
　特定の個人（死者を含む。以下同じ。）を識別することができることとなる記述等の全部又は一部を取り除き，代わりに当該個人と関わりのない符号又は番号を付すことをいう。
　なお，個人に関する情報のうち，それ自体では特定の個人を識別することができないものであっても，他で入手できる情報と照合することにより特定の個人を識別することができる場合には，照合に必要な情報の全部又は一部を取り除いて，特定の個人を識別することができないようにすることを含むものとする。
(23) 連結可能匿名化
　必要な場合に特定の個人を識別することができるように，当該個人と新たに付された符号又は番号との対応表を残す方法による匿名化をいう。
(24) 連結不可能匿名化
　特定の個人を識別することができないように，当該個人と新たに付された符号又は番号との対応表を残さない方法による匿名化をいう。
(25) 有害事象
　実施された研究との因果関係の有無を問わず，研究対象者に生じた全ての好ましくない又は意図しない傷病若しくはその徴候（臨床検査値の異常を含む。）をいう。
(26) 重篤な有害事象
　有害事象のうち，次に掲げるいずれかに該当するものをいう。
　①死に至るもの
　②生命を脅かすもの
　③治療のための入院又は入院期間の延長が必要となるもの
　④永続的又は顕著な障害・機能不全に陥るもの
　⑤子孫に先天異常を来すもの
(27) 予測できない重篤な有害事象

重篤な有害事象のうち，研究計画書，インフォームド・コンセントの説明文書等において記載されていないもの又は記載されていてもその性質若しくは重症度が記載内容と一致しないものをいう。
(28) モニタリング
　研究が適正に行われることを確保するため，研究がどの程度進捗しているか並びにこの指針及び研究計画書に従って行われているかについて，研究責任者が指定した者に行わせる調査をいう。
(29) 監査
　研究結果の信頼性を確保するため，研究がこの指針及び研究計画書に従って行われたかについて，研究責任者が指定した者に行わせる調査をいう。

第3 適用範囲
1 適用される研究
　この指針は，我が国の研究機関により実施され，又は日本国内において実施される人を対象とする医学系研究を対象とする。ただし，他の指針の適用範囲に含まれる研究にあっては，当該指針に規定されていない事項についてはこの指針の規定により行うものとする。
　また，次に掲げるいずれかに該当する研究は，この指針の対象としない。
ア 法令の規定により実施される研究
イ 法令の定める基準の適用範囲に含まれる研究
ウ 試料・情報のうち，次に掲げるもののみを用いる研究
　①既に学術的な価値が定まり，研究用として広く利用され，かつ，一般に入手可能な試料・情報
　②既に連結不可能匿名化されている情報
2 日本国外において実施される研究
(1) 我が国の研究機関が日本国外において研究を実施する場合（海外の研究機関と共同して研究を実施する場合を含む。）は，この指針に従うとともに，実施地の法令，指針等の基準を遵守しなければならない。ただし，この指針の規定と比較して実施地の法令，指針等の基準の規定が厳格な場合には，この指針の規定に代えて当該実施地の法令，指針等の基準の規定により研究を実施するものとする。
(2) この指針の規定が日本国外の実施地における法令，指針等の基準の規定より厳格であり，この指針の規定により研究を実施することが困難な場合であって，次に掲げる事項が研究計画書に記載され，当該研究の実施について倫理審査委員会の意見を聴いて我が国の研究機関の長が許可したときには，この指針の規定に代えて当該実施地の法令，指針等の基準の規定により研究を実施することができるものとする。
　①インフォームド・コンセントについて適切な措置が講じられる旨
　②研究の実施に伴って取得される個人情報等の保護について適切な措置が講じられる旨

第2章　研究者等の責務等
第4 研究者等の基本的責務
1 研究対象者等への配慮
(1) 研究者等は，研究対象者の生命，健康及び人権を尊重して，研究を実施しなければならない。
(2) 研究者等は，研究を実施するに当たっては，原則としてあらかじめインフォームド・コンセントを受けなければならない。
(3) 研究者等は，研究対象者又はその代諾者等（以下「研究対象者等」という。）及びその関係者からの相談，問合せ，苦情等（以下「相談等」という。）に適切かつ迅速に対応しなければならない。
(4) 研究者等は，研究の実施に携わる上で知り得た情報を正当な理由なく漏らしてはならない。研究の実施に携わらなくなった後も，同様とする。
(5) 研究者等は，研究に関連する情報の漏えい等，研究対象者等の人権を尊重する観点又は研究の実施上の観点から重大な懸念が生じた場合には，速やかに研究機関の長及び研究責任者に報告しなければならない。

2 研究の倫理的妥当性及び科学的合理性の確保等
(1) 研究者等は，法令，指針等を遵守し，倫理審査委員会の審査及び研究機関の長の許可を受けた研究計画書に従って，適正に研究を実施しなければならない。
(2) 研究者等は，研究の倫理的妥当性若しくは科学的合理性を損なう事実若しくは情報又は損なうおそれのある情報を得た場合（(3)に該当する場合を除く。）には，速やかに研究責任者に報告しなければならない。
(3) 研究者等は，研究の実施の適正性若しくは研究結果の信頼を損なう事実若しくは情報又は損なうおそれのある情報を得た場合には，速やかに研究責任者又は研究機関の長に報告しなければならない。

3 教育・研修
研究者等は，研究の実施に先立ち，研究に関する倫理並びに当該研究の実施に必要な知識及び技術に関する教育・研修を受けなければならない。また，研究期間中も適宜継続して，教育・研修を受けなければならない。

第5 研究責任者の責務
1 研究計画書の作成及び研究者等に対する遵守徹底
(1) 研究責任者は，研究の実施に先立ち，適切な研究計画書を作成しなければならない。研究計画書を変更するときも同様とする。
(2) 研究責任者は，研究の倫理的妥当性及び科学的合理性が確保されるよう，研究計画書を作成しなければならない。また，研究計画書の作成に当たって，研究対象者への負担並びに予測されるリスク及び利益を総合的に評価するとともに，負担及びリスクを最小化する対策を講じなければならない。
(3) 研究責任者は，侵襲（軽微な侵襲を除く。）を伴う研究であって通常の診療を超える医療行為を伴うものを実施しようとする場合には，当該研究に関連して研究対象者に生じた健康被害に対する補償を行うために，あらかじめ，保険への加入その他の必要な措置を適切に講じなければならない。
(4) 研究責任者は，第9の規定により，研究の概要その他の研究に関する情報を適切に登録するとともに，研究の結果については，これを公表しなければならない。
(5) 研究責任者は，研究計画書に従って研究が適正に実施され，その結果の信頼性が確保されるよう，当該研究の実施に携わる研究者をはじめとする関係者を指導・管理しなければならない。

2 研究の進捗状況の管理・監督及び有害事象等の把握・報告
(1) 研究責任者は，研究の実施に係る必要な情報を収集するなど，研究の適正な実施及び研究結果の信頼性の確保に努めなければならない。
(2) 研究責任者は，研究の倫理的妥当性若しくは科学的合理性を損なう事実若しくは情報又は損なうおそれのある情報であって研究の継続に影響を与えると考えられる
ものを得た場合（(3)に該当する場合を除く。）には，遅滞なく，研究機関の長に対して報告し，必要に応じて，研究を停止し，若しくは中止し，又は研究計画書を変更しなければならない。
(3) 研究責任者は，研究の実施の適正性若しくは研究結果の信頼を損なう事実若しくは情報又は損なうおそれのある情報を得た場合には，速やかに研究機関の長に報告し，必要に応じて，研究を停止し，若しくは中止し，又は研究計画書を変更しなければならない。
(4) 研究責任者は，研究の実施において，当該研究により期待される利益よりも予測されるリスクが高いと判断される場合又は当該研究により十分な成果が得られた若しくは十分な成果が得られないと判断される場合には，当該研究を中止しなければならない。
(5) 研究責任者は，侵襲を伴う研究の実施において重篤な有害事象の発生を知った場合には，速やかに，必要な措置を講じなければならない。
(6) 研究責任者は，研究計画書に定めるところにより，研究の進捗状況及び研究の実施に伴う有害事象の発生状況を研究機関の長に報告しなければならない。
(7) 研究責任者は，研究を終了（中止の場合を含む。以下同じ。）したときは，研究機関の長に必要な事項について報告しなければならない。
(8) 研究責任者は，他の研究機関と共同で研究を実施する場合には，共同研究機関の研究責任者に対し，

当該研究に関連する必要な情報を共有しなければならない。
3 研究実施後の研究対象者への対応
　研究責任者は、通常の診療を超える医療行為を伴う研究を実施した場合には、当該研究実施後においても、研究対象者が当該研究の結果により得られた最善の予防、診断及び治療を受けることができるよう努めなければならない。

第6 研究機関の長の責務
1 研究に対する総括的な監督
(1) 研究機関の長は、実施を許可した研究について、適正に実施されるよう必要な監督を行うとともに、最終的な責任を負うものとする。
(2) 研究機関の長は、研究の実施に携わる関係者に、研究対象者の生命、健康及び人権を尊重して研究を実施することを周知徹底しなければならない。
(3) 研究機関の長は、その業務上知り得た情報を正当な理由なく漏らしてはならない。
その業務に従事しなくなった後も、同様とする。
(4) 研究機関の長は、研究に関する業務の一部を委託する場合には、委託を受けた者が遵守すべき事項について、文書による契約を締結するとともに、委託を受けた者に対する必要かつ適切な監督を行わなければならない。
2 研究の実施のための体制・規程の整備等
(1) 研究機関の長は、研究を適正に実施するために必要な体制・規程を整備しなければならない。
(2) 研究機関の長は、当該研究機関の実施する研究に関連して研究対象者に健康被害が生じた場合、これに対する補償その他の必要な措置が適切に講じられることを確保しなければならない。
(3) 研究機関の長は、研究結果等、研究に関する情報が適切に公表されることを確保しなければならない。
(4) 研究機関の長は、当該研究機関における研究がこの指針に適合していることについて、必要に応じ、自ら点検及び評価を行い、その結果に基づき適切な対応をとらなければならない。
(5) 研究機関の長は、研究に関する倫理並びに研究の実施に必要な知識及び技術に関する教育・研修を当該研究機関の研究者等が受けることを確保するための措置を講じなければならない。また、自らもこれらの教育・研修を受けなければならない。
(6) 研究機関の長は、当該研究機関において定められた規程により、この指針に定める権限又は事務を当該研究機関内の適当な者に委任することができる。
3 研究の許可等
(1) 研究機関の長は、研究責任者から研究の実施又は研究計画書の変更の許可を求められたときは、倫理審査委員会に意見を求め、その意見を尊重し、当該許可又は不許可その他研究に関し必要な措置について決定しなければならない。
(2) 研究機関の長は、研究責任者をはじめとする研究者等から研究の継続に影響を与えると考えられる事実又は情報について報告を受けた場合には、必要に応じて倫理審査委員会に意見を求め、その意見を尊重するとともに、必要に応じて速やかに、研究の停止、原因の究明等、適切な対応をとらなければならない。
(3) 研究機関の長は、倫理審査委員会が行う調査に協力しなければならない。
(4) 研究機関の長は、研究の実施の適正性若しくは研究結果の信頼を損なう事実若しくは情報又は損なうおそれのある情報について報告を受けた場合には、速やかに必要な措置を講じなければならない。
(5) 研究機関の長は、研究責任者から研究の終了について報告を受けたときは、当該研究に関する審査を行った倫理審査委員会に必要な事項について報告しなければならない。
4 大臣への報告等
(1) 研究機関の長は、当該研究機関が実施している又は過去に実施した研究について、この指針に適合していないことを知った場合には、速やかに倫理審査委員会の意見を聴き、必要な対応を行うとともに、不適合の程度が重大であるときは、その対応の状況・結果を厚生労働大臣（大学等にあっては厚生労働大臣及び文部科学大臣。以下単に「大臣」という。）に報告し、公表しなければならない。

(2) 研究機関の長は，当該研究機関における研究がこの指針に適合していることについて，大臣又はその委託を受けた者 (以下「大臣等」という。) が実施する調査に協力しなければならない。
(3) 研究機関の長は，侵襲 (軽微な侵襲を除く。) を伴う研究であって介入を行うものの実施において，予測できない重篤な有害事象が発生した場合であって当該研究との直接の因果関係が否定できないときは，3(2) の対応の状況・結果を速やかに厚生労働大臣に報告し，公表しなければならない。

第3章 研究計画書
第7 研究計画書に関する手続
1 研究計画書の作成・変更
(1) 研究責任者は，研究を実施 (研究計画書を変更して実施する場合を含む。以下同じ。) しようとするときは，あらかじめ研究計画書を作成し，研究機関の長の許可を
受けなければならない。
(2) 研究責任者は，他の研究機関と共同して研究を実施しようとする場合には，各共同研究機関の研究責任者の役割及び責任を明確にした上で研究計画書を作成しなければならない。
(3) 研究責任者は，当該研究責任者の所属する研究機関における研究に関する業務の一部について委託しようとする場合には，当該委託業務の内容を定めた上で研究計画書を作成しなければならない。
2 倫理審査委員会への付議
(1) 研究機関の長は，研究責任者から，当該研究機関における研究の実施の許可を求められたときは，当該研究の実施の適否について，倫理審査委員会の意見を聴かなければならない。ただし，研究機関の長は，公衆衛生上の危害の発生又は拡大を防止するため緊急に研究を実施する必要があると判断する場合には，倫理審査委員会の意見を聴く前に許可を決定することができる。この場合において，研究機関の長は，許可後遅滞なく倫理審査委員会の意見を聴くものとし，倫理審査委員会が研究の停止若しくは中止又は研究計画書の変更をすべきである旨の意見を述べたときは，当該意見を尊重し，研究責任者に対し，研究を停止させ，若しくは中止させ，又は研究計画書を変更させるなど適切な対応をとらなければならない。
(2) 研究機関の長は，他の研究機関と共同して実施する研究について倫理審査委員会の意見を聴く場合には，共同研究機関における研究の実施の許可，他の倫理審査委員会における審査結果及び当該研究の進捗に関する状況等の審査に必要な情報についても倫理審査委員会へ提供しなければならない。
(3) 研究機関の長は，他の研究機関と共同して実施する研究に係る研究計画書について，一つの倫理審査委員会による一括した審査を求めることができる。
3 研究機関の長による許可
　研究機関の長は，倫理審査委員会の意見を尊重し，研究の実施の許可又は不許可その他研究について必要な措置を決定しなければならない。この場合において，研究機関の長は，倫理審査委員会が研究の実施について不適当である旨の意見を述べたときには，当該研究の実施を許可してはならない。
4 研究終了後の対応
(1) 研究責任者は，研究を終了したときは，その旨及び研究の結果概要を文書により遅滞なく研究機関の長に報告しなければならない。
(2) 研究機関の長は，研究責任者から(1)の規定による報告を受けたときは，当該研究に関する審査を行った倫理審査委員会に，研究終了の旨及び研究の結果概要を文書により報告しなければならない。

第8 研究計画書の記載事項
(1) 研究計画書 ((2) の場合を除く。) に記載すべき事項は，原則として以下のとおりとする。ただし，倫理審査委員会の意見を受けて研究機関の長が許可した事項について
は，この限りでない。
　①研究の名称
　②研究の実施体制 (研究機関の名称及び研究者等の氏名を含む。)

③研究の目的及び意義
④研究の方法及び期間
⑤研究対象者の選定方針
⑥研究の科学的合理性の根拠
⑦第12の規定によるインフォームド・コンセントを受ける手続等（インフォームド・コンセントを受ける場合には，同規定による説明及び同意に関する事項を含む。）
⑧個人情報等の取扱い（匿名化する場合にはその方法を含む。）
⑨研究対象者に生じる負担並びに予測されるリスク及び利益，これらの総合的評価並びに当該負担及びリスクを最小化する対策
⑩試料・情報（研究に用いられる情報に係る資料を含む。）の保管及び廃棄の方法
⑪研究機関の長への報告内容及び方法
⑫研究の資金源等，研究機関の研究に係る利益相反及び個人の収益等，研究者等の研究に係る利益相反に関する状況
⑬研究に関する情報公開の方法
⑭研究対象者等及びその関係者からの相談等への対応
⑮代諾者等からインフォームド・コンセントを受ける場合には，第13の規定による手続（第12及び第13の規定による代諾者等の選定方針並びに説明及び同意に関する事項を含む。）
⑯インフォームド・アセントを得る場合には，第13の規定による手続（説明に関する事項を含む。）
⑰第12の5の規定による研究を実施しようとする場合には，同規定に掲げる要件の全てを満たしていることについて判断する方法
⑱研究対象者等に経済的負担又は謝礼がある場合には，その旨及びその内容
⑲侵襲（軽微な侵襲を除く。）を伴う研究の場合には，重篤な有害事象が発生した際の対応
⑳侵襲を伴う研究の場合には，当該研究によって生じた健康被害に対する補償の有無及びその内容
㉑通常の診療を超える医療行為を伴う研究の場合には，研究対象者への研究実施後における医療の提供に関する対応
㉒研究の実施に伴い，研究対象者の健康，子孫に受け継がれ得る遺伝的特徴等に関する重要な知見が得られる可能性がある場合には，研究対象者に係る研究結果（偶発的所見を含む。）の取扱い
㉓研究に関する業務の一部を委託する場合には，当該業務内容及び委託先の監督方法
㉔研究対象者から取得された試料・情報について，研究対象者等から同意を受ける時点では特定されない将来の研究のために用いられる可能性又は他の研究機関に提供する可能性がある場合には，その旨と同意を受ける時点において想定される内容
㉕第20の規定によるモニタリング及び監査を実施する場合には，その実施体制及び実施手順
(2) 試料・情報を研究対象者から取得し，又は他の機関から提供を受けて保管し，反復継続して他の研究機関に提供を行う業務（以下「収集・分譲」という。）を実施する場合の研究計画書に記載すべき事項は，原則として以下のとおりとする。ただし，倫理審査委員会の意見を受けて研究機関の長が許可した事項については，この限りでない。
①試料・情報の収集・分譲の実施体制（試料・情報の収集・分譲を行う機関の名称及び研究者等の氏名を含む。）
②試料・情報の収集・分譲の目的及び意義
③試料・情報の収集・分譲の方法及び期間
④収集・分譲を行う試料・情報の種類
⑤第12の規定によるインフォームド・コンセントを受ける手続等（インフォームド・コンセントを受ける場合には，同規定による説明及び同意に関する事項を含む。）
⑥個人情報等の取扱い（匿名化する場合にはその方法を含む。）
⑦研究対象者に生じる負担並びに予測されるリスク及び利益，これらの総合的評価並びに当該負担及びリスクを最小化する対策
⑧試料・情報の保管及び品質管理の方法

⑨収集・分譲終了後の試料・情報の取扱い
⑩試料・情報の収集・分譲の資金源等，試料・情報の収集・分譲を行う機関の収集・分譲に係る利益相反及び個人の収益等，研究者等の収集・分譲に係る利益相反に関する状況
⑪研究対象者等及びその関係者からの相談等への対応
⑫研究対象者等に経済的な負担又は謝礼がある場合には，その旨及びその内容
⑬研究の実施に伴い，研究対象者の健康，子孫に受け継がれ得る遺伝的特徴等に関する重要な知見が得られる可能性がある場合には，研究対象者に係る研究結果（偶発的所見を含む。）の取扱い
⑭研究対象者から取得された試料・情報について，研究対象者等から同意を受ける時点では特定されない将来の研究のために他の研究機関に提供する可能性がある場合には，その旨と同意を受ける時点において想定される内容

第9 研究に関する登録・公表
1 研究の概要及び結果の登録
　研究責任者は，介入を行う研究について，国立大学附属病院長会議，一般財団法人日本医薬情報センター又は公益社団法人日本医師会が設置している公開データベースに，当該研究の概要をその実施に先立って登録し，研究計画書の変更及び研究の進捗に応じて適宜更新しなければならず，また，研究を終了したときは，遅滞なく，当該研究の結果を登録しなければならない。ただし，研究対象者等及びその関係者の人権又は研究者等及びその関係者の権利利益の保護のため非公開とすることが必要な内容として，倫理審査委員会の意見を受けて研究機関の長が許可したものについては，この限りでない。
2 研究結果の公表
　研究責任者は，研究を終了したときは，遅滞なく，研究対象者等及びその関係者の人権又は研究者等及びその関係者の権利利益の保護のために必要な措置を講じた上で，当該研究の結果を公表しなければならない。また，侵襲（軽微な侵襲を除く。）を伴う研究であって介入を行うものについて，結果の最終の公表を行ったときは，遅滞なく研究機関の長へ報告しなければならない。

第4章 倫理審査委員会
第10 倫理審査委員会の設置等
1 倫理審査委員会の設置の要件
　倫理審査委員会の設置者は，次に掲げる要件を満たしていなければならない。
　①審査に関する事務を的確に行う能力があること。
　②倫理審査委員会を継続的に運営する能力があること。
　③倫理審査委員会を中立的かつ公正に運営する能力があること。
2 倫理審査委員会の設置者の責務
(1) 倫理審査委員会の設置者は，当該倫理審査委員会の組織及び運営に関する規程を定め，当該規程により，倫理審査委員会の委員及びその事務に従事する者に業務を
行わせなければならない。
(2) 倫理審査委員会の設置者は，当該倫理審査委員会が審査を行った研究に関する審査資料を当該研究の終了について報告される日までの期間（侵襲（軽微な侵襲を除く。）を伴う研究であって介入を行うものに関する審査資料にあっては，当該研究の終了について報告された日から5年を経過した日までの期間），適切に保管しなければならない。
(3) 倫理審査委員会の設置者は，当該倫理審査委員会の運営を開始するに当たって，倫理審査委員会の組織及び運営に関する規程並びに委員名簿を倫理審査委員会報告システムにおいて公表しなければならない。
　また，倫理審査委員会の設置者は，年1回以上，当該倫理審査委員会の開催状況及び審査の概要について，倫理審査委員会報告システムにおいて公表しなければならない。ただし，審査の概要のうち，研究対象者等及びその関係者の人権又は研究者等及びその関係者の権利利益の保護のため非公開とす

ることが必要な内容として倫理審査委員会が判断したものについては，この限りでない。
(4) 倫理審査委員会の設置者は，当該倫理審査委員会の委員及びその事務に従事する者が審査及び関連する業務に関する教育・研修を受けることを確保するため必要な措置を講じなければならない。
(5) 倫理審査委員会の設置者は，当該倫理審査委員会の組織及び運営がこの指針に適合していることについて，大臣等が実施する調査に協力しなければならない。

第11 倫理審査委員会の役割・責務等
1 役割・責務
(1) 倫理審査委員会は，研究機関の長から研究の実施の適否等について意見を求められたときは，この指針に基づき，倫理的観点及び科学的観点から，研究機関及び研究者等の利益相反に関する情報も含めて中立的かつ公正に審査を行い，文書により意見を述べなければならない。
(2) 倫理審査委員会は，(1)の規定により審査を行った研究について，倫理的観点及び科学的観点から必要な調査を行い，研究機関の長に対して，研究計画書の変更，研究の中止その他当該研究に関し必要な意見を述べることができる。
(3) 倫理審査委員会は，(1)の規定により審査を行った研究のうち，侵襲（軽微な侵襲を除く。）を伴う研究であって介入を行うものについて，当該研究の実施の適正性及び研究結果の信頼性を確保するために必要な調査を行い，研究機関の長に対して，研究計画書の変更，研究の中止その他当該研究に関し必要な意見を述べることができる。
(4) 倫理審査委員会の委員及びその事務に従事する者は，その業務上知り得た情報を正当な理由なく漏らしてはならない。その業務に従事しなくなった後も同様とする。
(5) 倫理審査委員会の委員及びその事務に従事する者は，(1)の規定により審査を行った研究に関連する情報の漏えい等，研究対象者等の人権を尊重する観点並びに当該研究の実施上の観点及び審査の中立性若しくは公正性の観点から重大な懸念が生じた場合には，速やかに倫理審査委員会の設置者に報告しなければならない。
(6) 倫理審査委員会の委員及びその事務に従事する者は，審査及び関連する業務に先立ち，倫理的観点及び科学的観点からの審査等に必要な知識を習得するための教育・研修を受けなければならない。また，その後も，適宜継続して教育・研修を受けなければならない。

2 構成及び会議の成立要件等
(1) 倫理審査委員会の構成は，研究計画書の審査等の業務を適切に実施できるよう，次に掲げる要件の全てを満たさなければならず，①から③までに掲げる者については，それぞれ他を同時に兼ねることはできない。会議の成立についても同様の要件とする。
　①医学・医療の専門家等，自然科学の有識者が含まれていること。
　②倫理学・法律学の専門家等，人文・社会科学の有識者が含まれていること。
　③研究対象者の観点も含めて一般の立場から意見を述べることのできる者が含まれていること。
　④倫理審査委員会の設置者の所属機関に所属しない者が複数含まれていること。
　⑤男女両性で構成されていること。
　⑥5名以上であること。
(2) 審査の対象となる研究の実施に携わる研究者等は，倫理審査委員会の審議及び意見の決定に同席してはならない。ただし，当該倫理審査委員会の求めに応じて，その会議に出席し，当該研究に関する説明を行うことはできる。
(3) 審査を依頼した研究機関の長は，倫理審査委員会の審議及び意見の決定に参加してはならない。ただし，倫理審査委員会における当該審査の内容を把握するために必要な場合には，当該倫理審査委員会の同意を得た上で，その会議に同席することができる。
(4) 倫理審査委員会は，審査の対象，内容等に応じて有識者に意見を求めることができる。
(5) 倫理審査委員会は，特別な配慮を必要とする者を研究対象者とする研究計画書の審査を行い，意見を述べる際は，必要に応じてこれらの者について識見を有する者に意見を求めなければならない。
(6) 倫理審査委員会の意見は，全会一致をもって決定するよう努めなければならない。

3 迅速審査
　倫理審査委員会は，次に掲げるいずれかに該当する審査について，当該倫理審査委員会が指名する委員による審査（以下「迅速審査」という。）を行い，意見を述べることができる。迅速審査の結果は倫理審査委員会の意見として取り扱うものとし，当該審査結果は全ての委員に報告されなければならない。
　①他の研究機関と共同して実施される研究であって，既に当該研究の全体について共同研究機関において倫理審査委員会の審査を受け，その実施について適当である旨の意見を得ている場合の審査
　②研究計画書の軽微な変更に関する審査
　③侵襲を伴わない研究であって介入を行わないものに関する審査
　④軽微な侵襲を伴う研究であって介入を行わないものに関する審査
4 他の研究機関が実施する研究に関する審査
(1) 研究機関の長が，自らの研究機関以外に設置された倫理審査委員会に審査を依頼する場合には，当該倫理審査委員会は，研究の実施体制について十分把握した上で審査を行い，意見を述べなければならない。
(2) 倫理審査委員会は，他の研究機関が実施する研究について審査を行った後，継続して当該研究機関の長から当該研究に関する審査を依頼された場合には，審査を行い，意見を述べなければならない。

第5章 インフォームド・コンセント等
第12 インフォームド・コンセントを受ける手続等
1 インフォームド・コンセントを受ける手続等
　研究者等が研究を実施しようとするとき，又は既存試料・情報の提供を行う者が既存試料・情報を提供しようとするときは，研究機関の長の許可を受けた研究計画書に定めるところにより，それぞれ次に掲げる手続に従って，原則としてあらかじめインフォームド・コンセントを受けなければならない。ただし，法令の規定による既存試料・情報の提供については，この限りでない。
(1) 新たに試料・情報を取得して研究を実施しようとする場合のインフォームド・コンセント
ア 侵襲を伴う研究
　研究者等は，3の規定による説明事項を記載した文書により，インフォームド・コンセントを受けなければならない。
イ 侵襲を伴わない研究
　(ア) 介入を行う研究
　研究者等は，必ずしも文書によりインフォームド・コンセントを受けることを要しないが，文書によりインフォームド・コンセントを受けない場合には，3の規定による説明事項について口頭によりインフォームド・コンセントを受け，説明の方法及び内容並びに受けた同意の内容に関する記録を作成しなければならない。
　(イ) 介入を行わない研究
　①人体から取得された試料を用いる研究
　　研究者等は，必ずしも文書によりインフォームド・コンセントを受けることを要しないが，文書によりインフォームド・コンセントを受けない場合には，3の規定による説明事項について口頭によりインフォームド・コンセントを受け，説明の方法及び内容並びに受けた同意の内容に関する記録を作成しなければならない。
　②人体から取得された試料を用いない研究
　　研究者等は，必ずしもインフォームド・コンセントを受けることを要しないが，インフォームド・コンセントを受けない場合には，研究に用いられる情報の利用目的を含む当該研究についての情報を研究対象者等に通知し，又は公開し，研究が実施又は継続されることについて，研究対象者等が拒否できる機会を保障しなければならない。
(2) 自らの研究機関において保有している既存試料・情報を用いて研究を実施しようとする場合のインフォームド・コンセント

ア 人体から取得された試料を用いる研究
　研究者等は，必ずしも文書によりインフォームド・コンセントを受けることを要しないが，文書によりインフォームド・コンセントを受けない場合には，3の規定による説明事項について口頭によりインフォームド・コンセントを受け，説明の方法及び内容並びに受けた同意の内容に関する記録を作成しなければならない。ただし，これらの手続を行うことが困難な場合であって次に掲げるいずれかに該当するときには，当該手続を行うことなく，自らの研究機関において保有している既存試料・情報を利用することができる。
　(ア) 人体から取得された試料が匿名化（連結不可能匿名化又は連結可能匿名化であって当該研究機関が対応表を保有しない場合に限る。）されていること。
　(イ) 体から取得された試料が(ア)に該当しない場合であって，その取得時に当該研究における利用が明示されていない別の研究についての同意のみが与えられているときには，次に掲げる要件を満たしていること。
　①当該研究の実施について人体から取得された試料の利用目的を含む情報を研究対象者等に通知し，又は公開していること。
　②その同意が当該研究の目的と相当の関連性があると合理的に認められること。
　(ウ) 人体から取得された試料が(ア)及び(イ)のいずれにも該当しない場合において，次に掲げる要件の全てを満たしていること。
　①当該研究の実施について人体から取得された試料の利用目的を含む情報を研究対象者等に通知し，又は公開していること。
　②研究が実施されることについて，研究対象者等が拒否できる機会を保障すること。
　③公衆衛生の向上のために特に必要がある場合であって，研究対象者等の同意を受けることが困難であること。
イ 人体から取得された試料を用いない研究
　研究者等は，必ずしもインフォームド・コンセントを受けることを要しないが，インフォームド・コンセントを受けない場合には，研究に用いられる情報が匿名化（連結不可能匿名化又は連結可能匿名化であって当該研究機関が対応表を保有しない場合に限る。）されている場合を除き，利用目的を含む当該研究についての情報を研究対象者等に通知し，又は公開し，研究が実施されることについて，研究対象者等が拒否できる機会を保障しなければならない。
(3) 他の研究機関に既存試料・情報を提供しようとする場合のインフォームド・コンセント
　他の研究機関に対して既存試料・情報の提供を行う者は，必ずしも文書によりインフォームド・コンセントを受けることを要しないが，文書によりインフォームド・コンセントを受けない場合には，3の規定による説明事項（既存試料・情報を提供する旨を含む。）について口頭によりインフォームド・コンセントを受け，説明の方法及び内容並びに受けた同意の内容に関する記録を作成しなければならない。ただし，これらの手続を行うことが困難な場合であって次に掲げるいずれかに該当するときは，当該手続を行うことなく，既存試料・情報を提供することができる。
　なお，既存試料・情報の提供（イ及びウの場合を除く。）については，既存試料・情報の提供を行う者が所属する機関（以下「既存試料・情報の提供を行う機関」という。）の長がその内容を把握できるようにしておかなければならない。
ア 既存試料・情報が匿名化（連結不可能匿名化又は連結可能匿名化であって対応表を提供しない場合に限る。）されていること。
イ 既存試料・情報がアに該当しない場合において，次に掲げる要件を満たしていることについて，倫理審査委員会の意見を聴いた上で，既存試料・情報の提供を行う機関の長の許可を得ていること。
　(ア) 当該研究の実施及び既存試料・情報の提供について，次に掲げる情報をあらかじめ研究対象者等に通知し，又は公開していること。
　①既存試料・情報の提供を行う機関外の者への提供を利用目的とする旨
　②既存試料・情報の提供を行う機関外の者に提供される個人情報等の項目
　③既存試料・情報の提供を行う機関外の者への提供の手段又は方法
　④研究対象者又はその代理人の求めに応じて，当該研究対象者を識別することができる個人情報等

について，既存試料・情報の提供を行う機関外の者への提供を停止する旨
(イ) 研究が実施されることについて研究対象者等が拒否できる機会を保障すること。
ウ 社会的に重要性の高い研究に用いられる情報が提供される場合であって，当該研究の方法及び内容，研究に用いられる情報の内容その他の理由によりア及びイによることができないときには，必要な範囲で他の適切な措置を講じることについて，倫理審査委員会の意見を聴いた上で，既存試料・情報の提供を行う機関の長の許可を得ていること。なお，この場合において，6(1)の①から④までに掲げる要件の全てに該当していなければならない。また，6(2)①から③までに掲げるもののうち適切な措置を講じなければならない。

(4) (3)の手続に基づく既存試料・情報の提供を受けて研究を実施しようとする場合のインフォームド・コンセント

　研究者等は，必ずしもインフォームド・コンセントを受けることを要しないが，インフォームド・コンセントを受けない場合には，当該研究に用いることについて，既存試料・情報の提供を行う者によって(3)の手続がとられていること及び研究対象者等から受けた同意の内容等を確認しなければならない (法令の規定により提供を受ける場合を除く。)。

　また，匿名化されていない既存試料・情報を用いる場合 (研究者等がインフォームド・コンセントを受ける場合を除く。) には，既存試料・情報の取扱いを含む当該研究の実施についての情報を公開し，研究が実施されることについて，研究対象者等が同意を撤回できる機会を保障しなければならない。

2 研究計画書の変更

　研究者等は，研究計画書を変更して研究を実施しようとする場合には，変更箇所について，原則として改めて1の規定によるインフォームド・コンセントの手続等を行わなければならない。ただし，倫理審査委員会の意見を受けて研究機関の長が許可した変更箇所については，この限りでない。

3 説明事項

　インフォームド・コンセントを受ける際に研究対象者等に対し説明すべき事項は，原則として以下のとおりとする。ただし，倫理審査委員会の意見を受けて研究機関の長が許可した事項については，この限りでない。

①研究の名称及び当該研究の実施について研究機関の長の許可を受けている旨
②研究機関の名称及び研究責任者の氏名 (他の研究機関と共同して研究を実施する場合には，共同研究機関の名称及び共同研究機関の研究責任者の氏名を含む。)
③研究の目的及び意義
④研究の方法 (研究対象者から取得された試料・情報の利用目的を含む。) 及び期間
⑤研究対象者として選定された理由
⑥研究対象者に生じる負担並びに予測されるリスク及び利益
⑦研究が実施又は継続されることに同意した場合であっても随時これを撤回できる旨 (研究対象者等からの撤回の内容に従った措置を講じることが困難となる場合があるときは，その旨及びその理由)
⑧研究が実施又は継続されることに同意しないこと又は同意を撤回することによって研究対象者等が不利益な取扱いを受けない旨 ⑨研究に関する情報公開の方法
⑩研究対象者等の求めに応じて，他の研究対象者等の個人情報等の保護及び当該研究の独創性の確保に支障がない範囲内で研究計画書及び研究の方法に関する資料を入手又は閲覧できる旨並びにその入手又は閲覧の方法
⑪個人情報等の取扱い (匿名化する場合にはその方法を含む。)
⑫試料・情報の保管及び廃棄の方法
⑬研究の資金源等，研究機関の研究に係る利益相反及び個人の収益等，研究者等の研究に係る利益相反に関する状況
⑭研究対象者等及びその関係者からの相談等への対応
⑮研究対象者等に経済的負担又は謝礼がある場合には，その旨及びその内容
⑯通常の診療を超える医療行為を伴う研究の場合には，他の治療方法等に関する事項
⑰通常の診療を超える医療行為を伴う研究の場合には，研究対象者への研究実施後における医療の

提供に関する対応
⑱研究の実施に伴い，研究対象者の健康，子孫に受け継がれ得る遺伝的特徴等に関する重要な知見が得られる可能性がある場合には，研究対象者に係る研究結果（偶発的所見を含む。）の取扱い
⑲侵襲を伴う研究の場合には，当該研究によって生じた健康被害に対する補償の有無及びその内容
⑳研究対象者から取得された試料・情報について，研究対象者等から同意を受ける時点では特定されない将来の研究のために用いられる可能性又は他の研究機関に提供する可能性がある場合には，その旨と同意を受ける時点において想定される内容
㉑侵襲（軽微な侵襲を除く。）を伴う研究であって介入を行うものの場合には，研究対象者の秘密が保全されることを前提として，モニタリングに従事する者及び監査に従事する者並びに倫理審査委員会が，必要な範囲内において当該研究対象者に関する試料・情報を閲覧する旨

4 同意を受ける時点で特定されなかった研究への試料・情報の利用の手続
　研究者等は，研究対象者等から同意を受ける時点で想定される試料・情報の利用目的等について可能な限り説明した場合であって，その後，利用目的等が新たに特定されたときは，研究計画書を作成又は変更した上で，新たに特定された利用目的等についての情報を研究対象者等に通知し，又は公開し，研究が実施されることについて，研究対象者等が同意を撤回できる機会を保障しなければならない。

5 研究対象者に緊急かつ明白な生命の危機が生じている状況における研究の取扱い
　研究者等は，あらかじめ研究計画書に定めるところにより，次に掲げる要件の全てに該当すると判断したときは，研究対象者等の同意を受けずに研究を実施することができる。ただし，当該研究を実施した場合には，速やかに，3の規定による説明事項を記載した文書によりインフォームド・コンセントの手続を行わなければならない。
　①研究対象者に緊急かつ明白な生命の危機が生じていること。
　②介入を行う研究の場合には，通常の診療では十分な効果が期待できず，研究の実施により研究対象者の生命の危機が回避できる可能性が十分にあると認められること。
　③研究の実施に伴って研究対象者に生じる負担及びリスクが必要最小限のものであること。
　④代諾者又は代諾者となるべき者と直ちに連絡を取ることができないこと。

6 インフォームド・コンセントの手続等の簡略化
(1) 研究者等又は既存試料・情報の提供を行う者は，次に掲げる要件の全てに該当する研究を実施しようとする場合には，研究機関の長の許可を受けた研究計画書に定めるところにより，1及び2の規定による手続の一部又は全部を簡略化することができる。
　①研究の実施に侵襲（軽微な侵襲を除く。）を伴わないこと。
　②1及び2の規定による手続を簡略化することが，研究対象者の不利益とならないこと。
　③1及び2の規定による手続を簡略化しなければ，研究の実施が困難であり，又は研究の価値を著しく損ねること。
　④社会的に重要性が高い研究と認められるものであること。
(2) 研究者等は，(1)の規定により1及び2の規定による手続が簡略化される場合には，次に掲げるもののうち適切な措置を講じなければならない。
　①研究対象者等が含まれる集団に対し，試料・情報の収集及び利用の目的及び内容（方法を含む。）について広報すること。
　②研究対象者等に対し，速やかに，事後的説明（集団に対するものを含む。）を行うこと。
　③長期間にわたって継続的に試料・情報が収集され，又は利用される場合には，社会に対し，その実情を当該試料・情報の収集又は利用の目的及び方法を含めて広報し，社会に周知されるよう努めること。

7 同意の撤回等
　研究者等は，研究対象者等から次に掲げるいずれかに該当する同意の撤回又は拒否があった場合には，遅滞なく，当該撤回又は拒否の内容に従った措置を講じるとともに，その旨を当該研究対象者等に説明しなければならない。ただし，当該措置を講じることが困難な場合であって，当該措置を講じないことについて倫理審査委員会の意見を聴いた上で研究機関の長が許可したときは，この限りでない。なお，

その場合，当該撤回又は拒否の内容に従った措置を講じない旨及びその理由について，研究者等が研究対象者等に説明し，理解を得るよう努めなければならない。
　①研究が実施又は継続されることに関して与えた同意の全部又は一部の撤回
　②研究について通知され，又は公開された情報に基づく，当該研究が実施又は継続されることの全部又は一部に対する拒否（第13の1(1)イ(ア)②の拒否を含む。）
　③5の規定によるインフォームド・コンセントの手続における，研究が実施又は継続されることの全部又は一部に対する拒否
　④代諾者が同意を与えた研究について，研究対象者からのインフォームド・コンセントの手続における，当該研究が実施又は継続されることの全部又は一部に対する拒否

第13 代諾者等からインフォームド・コンセントを受ける場合の手続等
1 代諾の要件等
(1) 研究者等又は既存試料・情報の提供を行う者が，第12の規定による手続において代諾者等からインフォームド・コンセントを受ける場合には，次に掲げる要件がいずれも満たされていなければならない。
ア 研究計画書に次に掲げる事項が記載されていること。
　①代諾者等の選定方針
　②代諾者等への説明事項（イ(ア)又は(イ)に該当する者を研究対象者とする場合には，③に関する説明を含む。）
　③イ(ア)又は(イ)に該当する者を研究対象者とする場合には，当該者を研究対象者とすることが必要な理由
イ 研究対象者が次に掲げるいずれかに該当していること。
　(ア) 未成年者であること。ただし，研究対象者が中学校等の課程を修了している又は16歳以上の未成年者であり，かつ，研究を実施されることに関する十分な判断能力を有すると判断される場合であって，次に掲げる事項が研究計画書に記載され，当該研究の実施について倫理審査委員会の意見を聴いた上で研究機関の長が許可したときは，代諾者ではなく当該研究対象者からインフォームド・コンセントを受けるものとする。
　①研究の実施に侵襲を伴わない旨
　②研究の目的及び試料・情報の取扱いを含む研究の実施についての情報を公開し，当該研究が実施又は継続されることについて，研究対象者の親権者又は未成年後見人が拒否できる機会を保障する旨
　(イ) 成年であって，インフォームド・コンセントを与える能力を欠くと客観的に判断される者であること。
　(ウ) 死者であること。ただし，研究を実施されることが，その生前における明示的な意思に反している場合を除く。
(2) 研究者等又は既存試料・情報の提供を行う者が，第12の規定による手続において代諾者等からインフォームド・コンセントを受ける場合には，(1)ア①の選定方針に従って代諾者等を選定し，当該代諾者等に対して，第12の3の規定によるほか(1)ア②の説明事項を説明しなければならない。
(3) 研究者等又は既存試料・情報の提供を行う者が，代諾者からインフォームド・コンセントを受けた場合であって，研究対象者が中学校等の課程を修了している又は16歳以上の未成年者であり，かつ，研究を実施されることに関する十分な判断能力を有すると判断されるときには，当該研究対象者からもインフォームド・コンセントを受けなければならない。

2 インフォームド・アセントを得る場合の手続等
(1) 研究者等又は既存試料・情報の提供を行う者が，代諾者からインフォームド・コンセントを受けた場合であって，研究対象者が研究を実施されることについて自らの意向を表することができると判断されるときには，インフォームド・アセントを得るよう努めなければならない。ただし，1(3)の規定により研究対象者からインフォームド・コンセントを受けるときは，この限りでない。
(2) 研究責任者は，(1)の規定によるインフォームド・アセントの手続を行うことが予測される研究を実施しようとする場合には，あらかじめ研究対象者への説明事項及び説明方法を研究計画書に記載しなけれ

ばならない。
(3) 研究者等及び既存試料・情報の提供を行う者は，(1)の規定によるインフォームド・アセントの手続において，研究対象者が，研究が実施又は継続されることの全部又は一部に対する拒否の意向を表した場合には，その意向を尊重するよう努めなければならない。ただし，当該研究を実施又は継続することにより研究対象者に直接の健康上の利益が期待され，かつ，代諾者がそれに同意するときは，この限りでない。

第6章 個人情報等
第14 個人情報等に係る基本的責務
1 個人情報等の保護
(1) 研究者等及び研究機関の長は，個人情報の取扱いに関して，この指針の規定のほか，個人情報の保護に関する法律（平成15年法律第57号），行政機関の保有する個人情報の保護に関する法律（平成15年法律第58号），独立行政法人等の保有する個人情報の保護に関する法律（平成15年法律第59号）及び地方公共団体において制定される条例等を遵守しなければならない。
(2) 研究者等及び研究機関の長は，死者の尊厳及び遺族等の感情に鑑み，死者について特定の個人を識別することができる情報に関しても，生存する個人に関するものと同様に，2及び第15の規定により適切に取り扱い，必要かつ適切な措置を講じなければならず，また，第16の規定に準じて適切に対応し，必要な措置を講じるよう努めなければならない。
2 適正な取得等
(1) 研究者等は，研究の実施に当たって，偽りその他不正の手段により個人情報等を取得してはならない。
(2) 研究者等は，原則としてあらかじめ研究対象者等から同意を受けている範囲を超えて，研究の実施に伴って取得された個人情報等を取り扱ってはならない。

第15 安全管理
1 適正な取扱い
(1) 研究者等は，研究の実施に伴って取得された個人情報等であって当該研究者等の所属する研究機関が保有しているもの（委託して保管する場合を含む。以下「保有する個人情報等」という。）について，漏えい，滅失又はき損の防止その他の安全管理のため，適切に取り扱わなければならない。
(2) 研究責任者は，研究の実施に際して，保有する個人情報等が適切に取り扱われるよう，研究機関の長と協力しつつ，当該情報を取り扱う他の研究者等に対して，必要な指導・管理を行わなければならない。
2 安全管理のための体制整備，監督等
(1) 研究機関の長は，保有する個人情報等の漏えい，滅失又はき損の防止その他保有する個人情報等の安全管理のため，必要かつ適切な措置を講じなければならない。
(2) 研究機関の長は，当該研究機関において研究の実施に携わる研究者等に保有する個人情報等を取り扱わせようとする場合には，その安全管理に必要な体制及び規程を整備するとともに，研究者等に対して，保有する個人情報等の安全管理が図られるよう必要かつ適切な監督を行わなければならない。

第16 保有する個人情報の開示等
1 保有する個人情報に関する事項の公表等
(1) 研究機関の長は，研究対象者等に係る個人情報に関し，第12の規定により，研究対象者等に説明し，又は個人情報の取扱いを含む研究の実施についての情報を研究対象者等に通知し，若しくは公開している場合を除き，研究の実施に伴って取得された個人情報であって当該研究機関が保有しているもの（委託して保管する場合を含む。以下「保有する個人情報」という。）に関し，次に掲げる事項について，当該個人情報によって識別される特定の個人（以下「本人」という。）又はその代理人が容易に知り得る状態（本人又はその代理人（以下「本人等」という。）の求めに応じて遅滞なく回答する場合を含む。以下同じ。）に置かなければならない。

①研究機関の名称及び研究機関の長の氏名
　②保有する個人情報の利用目的について，研究に用いられる情報にあっては研究に用いられる旨（他の研究機関へ提供される場合には，その旨を含む。），研究に用いられる情報でないものにあってはその用途
　③(2)又は2(1),(3)(4)若しくは(6)の規定による求め（以下「開示等の求め」という。）に応じる手続（2(2)の規定により手数料の額を定めた場合には，その手数料の額を含む。）
　④保有する個人情報の取扱いに関する相談等の窓口
(2) 研究機関の長は，本人等から，保有する個人情報のうちその本人を識別することができるものについて，その利用目的の通知を求められた場合には，その求めをした本人等（以下「請求者」という。）に対し，遅滞なく，これを通知しなければならない。
(3) (1)②及び(2)の規定は，次に掲げるいずれかに該当する場合には適用しない。
　①利用目的を容易に知り得る状態に置くこと又は請求者に対して通知することにより，研究対象者等又は第三者の生命，身体，財産その他の権利利益を害するおそれがある場合
　②利用目的を容易に知り得る状態に置くこと又は請求者に対して通知することにより，当該研究機関の権利又は正当な利益を害するおそれがある場合
(4) 研究機関の長は，(2)の規定による利用目的の通知について，(3)の規定により通知しない旨の決定をした場合には，請求者に対し，遅滞なく，その旨を通知しなければならない。また，請求者に対し，その理由を説明し，理解を得るよう努めなければならない。

2　開示等の求めへの対応
(1) 研究機関の長は，本人等から，保有する個人情報のうちその本人を識別することができるものについて，開示（保有する個人情報にその本人が識別されるものが存在しない場合に，その旨を通知することを含む。以下同じ。）を求められた場合には，請求者に対し，遅滞なく，該当する個人情報を開示しなければならない。ただし，開示することにより次に掲げるいずれかに該当する場合には，その全部又は一部を開示しないことができる。また，法令の規定により，保有する個人情報の開示について定めがある場合には，当該法令の規定によるものとする。
　①研究対象者等又は第三者の生命，身体，財産その他の権利利益を害するおそれがある場合
　②研究機関の研究業務の適正な実施に著しい支障を及ぼすおそれがある場合
　③法令に違反することとなる場合
(2) 研究機関の長は，1(2)の規定による利用目的の通知又は(1)の規定による開示を求められたときは，その措置の実施に関し，手数料を徴収することができる。ただし，その場合には，実費を勘案して合理的と認められる範囲内において，その手数料の額を定めなければならない。
(3) 研究機関の長は，本人等から，保有する個人情報のうちその本人を識別することができるものについて，その内容が事実でないという理由によって，当該内容の訂正，追加又は削除（以下「訂正等」という。）を求められた場合には，当該内容の訂正等に関して法令の規定により特別の手続が定められている場合を除き，利用目的の達成に必要な範囲内において，遅滞なく必要な調査を行い，その結果に基づき，当該内容の訂正等を行わなければならない。
(4) 研究機関の長は，本人等から，保有する個人情報のうちその本人を識別することができるものについて，第14の2(1)の規定に反して取得されたものであるという理由又は同(2)の規定に反して取り扱われているという理由によって，該当する個人情報の利用の停止又は消去（以下「利用停止等」という。）を求められた場合であって，その求めが適正と認められるときは，当該規定に反していることを是正するために必要な限度で，遅滞なく，当該個人情報の利用停止等を行わなければならない。ただし，当該個人情報の利用停止等を行うことが困難な場合であって，当該本人の権利利益を保護するため必要なこれに代わるべき措置をとるときは，この限りでない。
(5) 研究機関の長は，(1)の規定により求められた措置の全部若しくは一部について当該措置をとらない旨の決定をした場合又は(3)若しくは(4)の規定により求められた措置の全部若しくは一部について当該措置をとった場合若しくは当該措置をとらない旨の決定をした場合には，請求者に対し，遅滞なく，その旨（訂正等を行った場合には，その内容を含む。）を通知しなければならない。また，(1)，(3)又は(4)

の規定により，本人等から求められた措置の全部又は一部について，当該措置をとらない旨を通知する場合又は当該措置と異なる措置をとる旨を通知する場合には，請求者に対し，その理由を説明し，理解を得るよう努めなければならない。
(6) 研究機関の長は，本人等から，匿名化されていない試料・情報であってその本人を識別することができるものが第12の規定に反して他の研究機関（共同研究機関を含む。以下同じ。）に提供されているという理由によって，当該試料・情報の他の研究機関への提供の停止を求められた場合であって，その求めが適正と認められるときは，遅滞なく，当該試料・情報の他の研究機関への提供を停止しなければならない。ただし，当該試料・情報の他の研究機関への提供を停止することが困難な場合であって，当該本人の権利利益を保護するため必要なこれに代わるべき措置をとるときは，この限りでない。
(7) 研究機関の長は (6) の規定により提供の停止を求められた匿名化されていない試料・情報の全部又は一部について，他の研究機関への提供を停止した場合又は他の研究機関への提供を停止しない旨の決定をした場合には，請求者に対し，遅滞なく，その旨を通知しなければならない。また，他の研究機関への提供を停止しない旨を通知する場合又は他の研究機関への提供の停止と異なる措置をとる旨を通知する場合には，請求者に対し，その理由を説明し，理解を得るよう努めなければならない。
(8) 研究機関の長は，開示等の求めに応じる手続として，次に掲げる事項を定めることができる。なお，その場合には本人等に過重な負担を課するものとならないよう，その負担の軽減に努めなければならない。また，本人等が当該手続によらずに開示等の求めを行ったときは，請求者に対し，開示等の求めに応じることが困難である旨を通知することができる。
　①開示等の求めの申出先
　②開示等の求めに際して提出すべき書面（電子的方式，磁気的方式その他人の知覚によっては認識することができない方式で作られる記録を含む。）の様式その他の開示等の求めの方式
　③開示等の求めをする者が本人等であることの確認の方法
　④ (2) の規定により手数料を定めた場合には，その徴収方法
(9) 研究機関の長は，本人等から開示等の求めがあった場合において，請求者に対し，その対象となる保有する個人情報を特定するに足りる事項の提示を求めることができる。なお，本人等が容易かつ的確に開示等の求めを行うことができるよう，当該個人情報の特定に資する情報の提供その他本人等の利便を考慮するとともに，本人等に過重な負担を課するものとならないよう配慮しなければならない。

第7章 重篤な有害事象への対応
第17 重篤な有害事象への対応
1 研究者等の対応
　研究者等は，侵襲を伴う研究の実施において重篤な有害事象の発生を知った場合には，3(1)の規定による手順書等に従い，研究対象者等への説明等，必要な措置を講じるとともに，速やかに研究責任者に報告しなければならない。
2 研究責任者の対応
(1) 研究責任者は，侵襲を伴う研究の実施において重篤な有害事象の発生を知った場合には，速やかに，その旨を研究機関の長に報告するとともに，3(1) の規定による手順書等に従い，適切な対応を図らなければならない。また，速やかに当該研究の実施に携わる研究者等に対して，当該有害事象の発生に係る情報を共有しなければならない。
(2) 研究責任者は，他の研究機関と共同で実施する侵襲を伴う研究の実施において重篤な有害事象の発生を知った場合には，速やかに当該研究を実施する共同研究機関の研究責任者に対して，当該有害事象の発生に係る情報を共有しなければならない。
3 研究機関の長の対応
(1) 研究機関の長は，侵襲を伴う研究を実施しようとする場合には，あらかじめ，重篤な有害事象が発生した際に研究者等が実施すべき事項に関する手順書を作成し，当該手順書に従って適正かつ円滑に対応が行われるよう必要な措置を講じなければならない。

(2) 研究機関の長は，2(1)の規定により研究責任者から重篤な有害事象の発生について報告がなされた場合には，手順書に従って速やかに必要な対応を行うとともに，当該有害事象について倫理審査委員会の意見を聴き，必要な措置を講じなければならない。
(3) 侵襲（軽微な侵襲を除く。）を伴う研究であって介入を行うものの実施において予測できない重篤な有害事象が発生し，当該研究との直接の因果関係が否定できない場合には，当該有害事象が発生した研究機関の長は，速やかに，厚生労働大臣に報告するとともに，(2)の規定による対応の状況及び結果を公表しなければならない。

第8章 研究の信頼性確保

第18 利益相反の管理
(1) 研究者等は，研究を実施するときは，個人の収益等，当該研究に係る利益相反に関する状況について，その状況を研究責任者に報告し，透明性を確保するよう適切に対応しなければならない。
(2) 研究責任者は，医薬品又は医療機器の有効性又は安全性に関する研究等，商業活動に関連し得る研究を実施する場合には，当該研究に係る利益相反に関する状況を把握し，研究計画書に記載しなければならない。
(3) 研究者等は，(2)の規定により研究計画書に記載された利益相反に関する状況を，第12に規定するインフォームド・コンセントを受ける手続において研究対象者等に説明しなければならない。

第19 研究に係る試料及び情報等の保管
(1) 研究者等は，研究に用いられる情報及び当該情報に係る資料（以下「情報等」という。）を正確なものにしなければならない。
(2) 研究責任者は，人体から取得された試料及び情報等を保管するときは，(3)の規定による手順書に基づき，研究計画書にその方法を記載するとともに，研究者等が情報等を正確なものにするよう指導・管理し，人体から取得された試料及び情報等の漏えい，混交，盗難，紛失等が起こらないよう必要な管理を行わなければならない。
(3) 研究機関の長は，人体から取得された試料及び情報等の保管に関する手順書を作成し，当該手順書に従って，当該研究機関が実施する研究に係る人体から取得された試料及び情報等が適切に保管されるよう必要な監督を行わなければならない。
(4) 研究責任者は，(3)の規定による手順書に従って，(2)の規定による管理の状況について研究機関の長へ報告しなければならない。
(5) 研究機関の長は，当該研究機関の情報等について，可能な限り長期間保管されるよう努めなければならず，侵襲（軽微な侵襲を除く。）を伴う研究であって介入を行うものを実施する場合には，少なくとも，当該研究の終了について報告された日から5年を経過した日又は当該研究の結果の最終の公表について報告された日から3年を経過した日のいずれか遅い日までの期間，適切に保管されるよう必要な監督を行わなければならない。また，連結可能匿名化された情報について，当該研究機関が対応表を保有する場合には，対応表の保管についても同様とする。
(6) 研究機関の長は，人体から取得された試料及び情報等を廃棄する場合には，匿名化されるよう必要な監督を行わなければならない。

第20 モニタリング及び監査
(1) 研究責任者は，研究の信頼性の確保に努めなければならず，侵襲（軽微な侵襲を除く。）を伴う研究であって介入を行うものを実施する場合には，研究機関の長の許可を受けた研究計画書に定めるところにより，モニタリング及び必要に応じて監査を実施しなければならない。
(2) 研究責任者は，研究機関の長の許可を受けた研究計画書に定めるところにより適切にモニタリング及び監査が行われるよう，モニタリングに従事する者及び監査に従事する者に対して必要な指導・管理を行わなければならない。

(3) 研究責任者は，監査の対象となる研究の実施に携わる者及びそのモニタリングに従事する者に，監査を行わせてはならない。
(4) モニタリングに従事する者は，当該モニタリングの結果を研究責任者に報告しなければならない。また，監査に従事する者は，当該監査の結果を研究責任者及び研究機関の長に報告しなければならない。
(5) モニタリングに従事する者及び監査に従事する者は，その業務上知り得た情報を正当な理由なく漏らしてはならない。その業務に従事しなくなった後も同様とする。
(6) 研究機関の長は，(1)の規定によるモニタリング及び監査の実施に協力するとともに，当該実施に必要な措置を講じなければならない。

第9章　その他
第21　施行期日
　この指針は，平成27年4月1日から施行する。ただし，第20の規定は，平成27年10月1日から施行する。

第22　経過措置
(1) この指針の施行の際現に廃止前の疫学研究に関する倫理指針又は臨床研究に関する倫理指針の規定により実施中の研究については，なお従前の例によることができる。
(2) この指針の施行前において，現に廃止前の疫学研究に関する倫理指針又は臨床研究に関する倫理指針の規定により実施中の研究について，研究者等及び研究機関の長又は倫理審査委員会の設置者が，それぞれ，この指針の規定により研究を実施し又は倫理審査委員会を運営することを妨げない。

第23　見直し
　この指針は，必要に応じ，又は施行後5年を目途としてその全般に関して検討を加えた上で，見直しを行うものとする。

著者紹介

山崎　力（やまざき　つとむ）
東京大学医学部附属病院臨床研究支援センター センター長・教授
1985年東京大学医学部医学科卒業。東京大学大学院医学系研究科薬剤疫学講座客員助教授，東京大学大学院医学系研究科クリニカルバイオインフォマティクス研究ユニット特任教授等を経て，現職。日本循環器病予防学会理事。臨床研究適正評価教育機構理事。日本高血圧学会評議員

小出大介（こいで　だいすけ）
東京大学大学院医学系研究科臨床疫学研究システム学 特任准教授
1991年東京理科大学薬学部薬学科卒業。1996年東京大学大学院医学系研究科博士課程（保健学専攻）修了。平成24年厚生労働科学研究費補助金医療技術実用化総合研究事業「大学の連携による職種・レベル別に対応した臨床研究・治験のe-learningシステムを展開する研究」代表研究者。日本薬剤疫学会理事。日本医療情報学会評議員

全体像がひと晩でわかる！
臨床研究 いろはにほ

2015年4月27日発行
編　著　山崎　力　　小出大介

発行所　ライフサイエンス出版株式会社
　　　　〒103-0024　東京都中央区日本橋小舟町8-1
　　　　TEL 03-3664-7900（代）　FAX 03-3664-7734
　　　　http://www.lifescience.co.jp/
印刷所　三報社印刷株式会社

Printed in Japan
ISBN 978-4-89775-336-2 C3047
© ライフサイエンス出版 2015

[JCOPY]〈(社)出版者著作権管理機構 委託出版物〉
本書の無断複写は著作権法上での例外を除き禁じられています。複写される場合は、そのつど事前に(社)出版者著作権管理機構（電話03-3513-6969, FAX 03-3513-6979, e-mail : info@jcopy.or.jp）の許諾を得てください。